Kaiser

Angst vor Cortison?

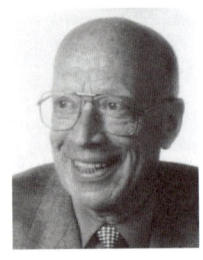

Der Autor

Hanns Kaiser, Prof. Dr. med., geboren in Lindau/Bodensee. Nach der Ausbildung zum Facharzt für innere Krankheiten mehrjährige Tätigkeit in klinischer Pharmakologie, 1963 bis 1984 Chefarzt der I. Medizinischen Klinik am Zentralklinikum Augsburg. Seit 1975 Professor für Rheumatologie an der Medizinischen Fakultät der TU München. Beschäftigt sich seit Anfang der 50er Jahre sowohl wissenschaftlich als auch praktisch mit der Cortisontherapie und ist Autor vieler Fachpublikationen sowie mehrerer wissenschaftlicher Bücher über dieses Thema. In Ärztekreisen wird er »Cortisonpapst« genannt.

Prof. Dr. med. Hanns Kaiser

Angst vor Cortison?

Informationen und Ratschläge

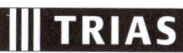

Anschrift des Autors:
Prof. Dr. med. Hanns Kaiser
Frauentorstraße 22
86152 Augsburg

Umschlaggestaltung:
Cyclus · D+P Loenicker, Stuttgart

Lektorat:
Stefan Vieregg M.A.

Korrektur: Dr. Schenkel & Partner

Die Deutsche Bibliothek –
CIP-Einheitsaufnahme
Kaiser, Hanns:
Angst vor Cortison? Informationen
und Ratschläge / Hanns Kaiser. –
Stuttgart : TRIAS, 1999
   (TRIAS ärztlicher Rat)

Dieses Buch wurde in der neuen
deutschen Rechtschreibung
verfasst.

Gedruckt auf chlorfrei gebleichtem
Papier

© 1999 Georg Thieme Verlag
Rüdigerstraße 14,
D-70469 Stuttgart
Printed in Germany
Satz: Fotosatz H. Buck, Kumhausen
Druck: Druckhaus Götz, Ludwigsburg

ISBN 3-89373-773-1   1 2 3 4 5 6

Zu diesem Buch

Cortison ist eines der bekanntesten Medikamente. Viele Menschen haben vor Cortison Angst, da sie Negatives darüber gehört oder gelesen haben. Weniger bekannt ist, dass viele Menschen Cortison ihr Leben verdanken und noch mehr Menschen, die chronisch erkrankt sind, nur durch Cortison ein erträgliches Leben führen können.

Dieser Ratgeber informiert objektiv und umfassend über die Möglichkeiten und Grenzen der Cortisonbehandlung. Cortison wird bei vielen Erkrankungen eingesetzt, u. a. bei Rheuma, Erkrankungen der Atemwege, bei Allergien, Darmerkrankungen, Hautkrankheiten, Infektionskrankheiten und Tumoren.

Professor Kaiser zeigt, dass und wie heute eine Cortisonbehandlung mit einem Minimum an Risiko durchgeführt werden kann. Er erklärt auch, wie die Patienten selbst zur Therapiesicherheit beitragen können. Patienten mit Zweifeln und Ängsten finden ausführliche Hinweise auf Beratungsstellen.

Vorwort

Vor über 50 Jahren wurde Cortison zum ersten Mal zur Behandlung des chronischen Gelenkrheumatismus eingesetzt. Die Wirkung übertraf alle Erwartungen; man sprach von einem Wunder. Aber schon bald stellte sich heraus, dass Cortison den Rheumatismus nicht heilt, sondern nur die entzündlichen Reaktionen unterdrückt, solange man es einnimmt. Eine länger dauernde Behandlung führte aber zu erheblichen unerwünschten Wirkungen. Jetzt sprach man von Teufelszeug.

50 Jahre wissenschaftliche Forschung hat die Wirkungsmechanismen aufgeklärt, sodass man heute genau weiß, *wann* die Anwendung von Cortison begründet ist. 50 Jahre klinische Erfahrung führten dazu, dass man genau weiß, *wie* man Cortison einsetzen muss, um die erwünschten Effekte zu erreichen und die unerwünschten Wirkungen zurückzudrängen. Cortison ist heute ein absolut unverzichtbares Arzneimittel für eine große Zahl von Krankheiten.

Voraussetzung für den richtigen Gebrauch ist nicht nur ein erfahrener Arzt, sondern auch ein über alle Probleme dieser Therapie informierter Patient. Dazu soll dieses Büchlein beitragen.

Augsburg, Sommer 1999   *Hanns Kaiser*

Was ist und woher kommt Cortison?

Ein Hormon aus der Nebennierenrinde

Hormone sind Wirkstoffe, die in den so genannten endokrinen Drüsen gebildet werden. Diese Drüsen haben – im Gegensatz z. B. zu den Tränen- oder Speicheldrüsen – keinen Ausführungsgang, sondern geben ihr Produkt direkt an die Blutbahn ab. Hormone vermögen in kleinsten Mengen wichtige Stoffwechselvorgänge und -funktionen im Organismus zu steuern.

Cortison ist ein hormonaler Wirkstoff aus der Nebennierenrinde. Jede der paarig angelegten Nebennieren ist beim Erwachsenen etwa 5 cm lang und 2–3 cm breit und wiegt zwischen 5 und 10 g. Die Nebennieren sitzen kappenförmig beiderseits auf dem oberen Nierenpol. Der Name Nebennieren kommt nur von der Lage her; sie haben mit den Nieren nichts zu tun.

Die Nebennieren bestehen aus zwei völlig voneinander getrennten und ganz verschieden aufgebauten Drüsen, der Nebennierenrinde und dem Nebennierenmark (siehe Abbildung 1).

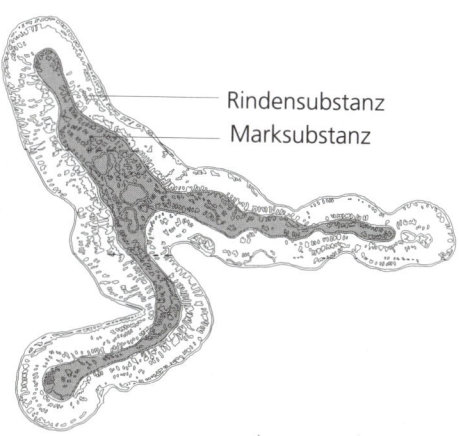

Rindensubstanz
Marksubstanz

Abb. 1   Die Nebenniere mit Rinde und Mark

Im Nebennierenmark werden die Hormone Adrenalin und Noradrenalin gebildet; sie sind die klinischen Überträgerstoffe im sympathischen Nervensystem.

Die Nebennierenrinde besteht aus drei Schichten, in denen ganz unterschiedliche Hormone gebildet werden:
- solche, die in erster Linie den Zuckerstoffwechsel beeinflussen (Glukocorticoide),
- Hormone, die den Mineralhaushalt regulieren (Mineralocorticoide),
- Stoffe mit der Funktion männlicher und weiblicher Keimdrüsen (adrenale Androgene, Östrogene und Gestagene).

Von den Glukocorticoiden wurde als erstes Cortison entdeckt. Es ist allerdings nur eine Vorstufe des eigentlichen Hormons, das Cortisol heißt (Handelsname Hydrocortison). Daneben gibt es noch ein weiteres gleichartig, aber schwächer wirkendes Hormon: Corticosteron.

Cortisol wird unter Ruhebedingungen in einer Menge von 8–25 mg pro Tag gebildet, Corticosteron nur zwischen 1 und 3 mg. Bei Stressbelastung steigt die Cortisolrate auf maximal 300 mg pro Tag an. Seine Funktionen und Aufgaben im Organismus werden im übernächsten Kapitel dargestellt.

Die komplizierte Geschichte seiner Entdeckung

Obschon die alten Griechen Jahrhunderte vor Christi Geburt den Bau des menschlichen Körpers studierten und auch die meisten Organe beschrieben haben, blieben ihnen die Nebennieren unbekannt. Sogar der Begründer der modernen Anatomie, Andreas Vesalius (1517–1564), hat diese Organe übersehen. Erst Eustachius, Professor der Anatomie in Rom (1520–1574), beschrieb 1564 erstmals die Nebennieren. Aber noch drei Jahrhunderte lang wusste man nicht, welche Aufgaben sie haben. 1855 beschrieb Thomas Addison die nach ihm benannte Krankheit: Die betroffenen Patienten verstarben nach kurzer Krankheit, und bei der Obduktion wurde lediglich eine Zerstörung der Nebennieren festgestellt. Damit war bewiesen, dass es sich um lebensnotwendige Organe handelt.

Erst später wurde gesichert, dass die Nebennieren aus zwei verschiedenen Organen zusammengesetzt sind und dass die Nebennierenrinde der lebenswichtige Teil ist.

Um die Jahrhundertwende wurde, als erstes Hormon überhaupt, Adrenalin im Nebennierenmark gefunden. Nun wurde vermutet, dass auch in der Nebennierenrinde ein Hormon gebildet wird. Aber erst 1930 machten sich drei voneinander unabhängige Forschergruppen in Amerika und in der Schweiz auf die Suche nach diesem Hormon. Zu ihrer nicht geringen Überraschung fanden die Forscher eine große Anzahl (heute etwa 50) von Stoffen mit dem gleichen chemischen Grundgerüst: Steroide. Nun stellte sich die Frage, welches Steroid das wirksame Hormon ist. Die Beantwortung dieser Frage war schwierig, weil aus den Rindernebennieren nur minimale Spuren der Substanzen isoliert werden konnten. 1936 veröffentlichten alle drei Forschungsgruppen – wiederum unabhängig voneinander – die Isolierung von 17 Hydroxy-11 Dehydro-Corticosteron, jener Substanz, die später den Namen Cortison erhielt.

Zu dieser Zeit beobachtete Philip Hench, der Rheumatologe der Mayoklinik in Amerika, dass die Symptome eines chronischen Gelenkrheumatismus verschwinden, wenn die Patientin schwanger wird oder wenn der Patient eine Gelbsucht bekommt. Während seinerzeit alles, was zur Behandlung dieser Krankheit zur Verfügung stand, nur in etwa 15 % der Fälle zu einer wesentlichen Besserung führte, lösten Schwangerschaft und Gelbsucht in 60–80 % eine Remission, also eine vorübergehende Besserung der Krankheit aus. Hench vermutete nun, dass in beiden Situationen ein körpereigener Stoff vermehrt gebildet werde. Er machte Behandlungsversuche mit Schwangerenblut-Transfusionen, weiblichen Geschlechtshormonen, mit Gallenfarbstoffen, Gallensäuren, übertrug sogar Blut von Gelbsuchtkranken. Alle diese Versuche blieben ohne Ergebnis.

Der Zufall führte 1940 Hench, der noch immer darüber nachdachte, welcher körpereigene Stoff die eklatante Besserung des Gelenkrheumatismus auslösen könnte, und Kendall, der mit der Erforschung der Nebennierenrindenhormone befasst war, zusammen. Im Gespräch ergab sich die Frage, ob die von Hench gesuchte Substanz nicht das von Kendall gefundene Cortison sein könnte. Nichts leichter als das, meinte Hench: Wir machen einen Behandlungsversuch. Nichts schwerer als das, konterte Kendall: Um 1 g Cortison zu gewinnen, müssten die Nebennieren von 20 000 Stück Rindvieh aufgearbeitet werden! Also wurde geplant, Cortison synthetisch herzustellen, wobei man von den Gallensäuren, die ebenfalls das gleiche Grundgerüst aufweisen, ausgehen konnte. Es mussten aber 30 chemische Schritte gemacht werden mit dem Ergebnis, dass aus 1000 g Gallensäure nur 15 mg Cortison gewonnen werden konnten. Diese Aufgabe überschritt die Möglichkeiten eines Kliniklabors, sodass die Zusammenarbeit mit der pharmazeutischen Industrie gesucht wurde. Die Firma Merck hat sich daran beteiligt und schließlich auch die Zubereitung als Arzneimittel übernommen. Das alles hat mehrere Jahre gedauert; erst im Jahre 1948 stand genügend Substanz für einen Behandlungsversuch zur Verfügung.

Just zu dieser Zeit wurde Mrs. G. in die Rheuma-Abteilung der Mayoklinik aufgenommen. Die junge Frau litt an schwerem Gelenkrheumatismus, der auf alle bisherigen Behandlungsversuche nicht reagierte, sodass sie an das Bett gefesselt war. Sie war der erste Mensch, der mit diesem neuen Hormon behandelt worden ist. Die Behandlung begann am 21.9.1948. Nach zwei Tagen konnte sich Mrs. G. im Bett bewegen, am dritten Tag hatte sie keine Schmerzen mehr und stand erstmals auf, und am 28.9.1948, genau eine Woche nach Beginn dieser Therapie, fuhr sie mit dem Taxi in die Stadt und machte drei Stunden lang Einkäufe. Das Cortisonwunder war geschehen!

Später stellte sich heraus, dass die Hypothese von Hench, die zur Anwendung des Cortisons bei chronischer Polyarthritis führte, nicht stimmte. Weder bei Schwangerschaft noch bei Gelbsucht wird vermehrt Nebennierenrindenhormon gebildet. Die Wirkung kommt vielmehr durch eine Veränderung der zellulären Immunität zustande. Es war nicht das erste Mal in der Geschichte der Medizin, dass eine falsche Hypothese zu einem richtigen Ergebnis geführt hat!

Die Funktion des Hormons im gesunden Organismus

Cortisol ist, wie bereits erwähnt, ein lebensnotwendiges Hormon. Ist die Nebennierenrinde aus irgendeinem Grunde nicht in der Lage, den Wirkstoff herzustellen, stirbt der Mensch.

Cortisol gehört zu den Glukocorticoiden (siehe S. 12); seine Hauptaufgabe ist ein Einfluss auf den Zucker-(Glukose-)Stoffwechsel. Es fördert die Zuckerneubildung durch Abbau von Eiweiß. Gleichzeitig wird der Fettstoffwechsel verändert. Cortisol hat auch Auswirkungen auf den Elektrolyt-Wasser-Haushalt, wenn auch weniger ausgeprägt als die Mineralocorticoide. Cortisol vermindert die Zahl der eosinophilen und basophilen Blutzellen und erhöht die Anzahl der granulierten Leukozyten und der Erythrozyten. Die Lymphozyten werden vermindert, und das lymphatische Gewebe wird zurückgedrängt. Hemmung der Kalziumresorption aus dem Darm nimmt Einfluss auf den Knochenstoffwechsel.

Alle diese Funktionen zusammen und noch einige mehr dienen der Aufrechterhaltung der Homöostase (Gleichgewicht des inneren Milieus). Cortisol ist das *Hormon für das Leben.*

Es hat weiterhin die Aufgabe, den Organismus an Stressbelastung anzupassen. Dies geschieht durch erhebliche Steigerung der Hormonbildung bis zum 10fachen. Cortisol ist also auch das *Hormon für den Stress.*

Ein komplizierter Regelkreis

Da Cortisol eine lebensnotwendige Substanz ist, muss dafür gesorgt sein, dass jederzeit die jeweils nötige Hormonmenge zur Verfügung steht: Es soll niemals zu viel, aber auch nicht zu wenig gebildet werden. Dieses Ziel wird erreicht durch einen Regelkreis der gegenseitigen Beeinflussung.

Die Nebennierenrinde bildet Cortisol nur unter dem Einfluss des vom Hypophysenvorderlappen (Hirnanhangdrüse) gebildeten adrenocorticotropen Hormons (ACTH). Die ACTH-Produktion wird durch das im Hypothalamus (Zwischenhirn) gebildete Corti-cotropin-Releasing-Hormon (CRH) angeregt (siehe Abbildung 2).

Wird im Körper Cortisol verbraucht, so sinkt der Blutspiegel ab. Das ist der Reiz für die Bildung der beiden übergeordneten Hormone, sodass vermehrt Cortisol gebildet wird. Das geschieht innerhalb weniger Minuten. Sobald der normale Cortisolspiegel erreicht ist, kommt das System auf allen Ebenen zur Ruhe (siehe Abbildung 3 a und b).

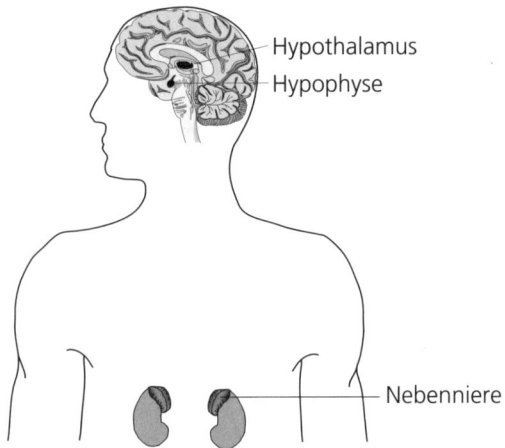

Hypothalamus
Hypophyse

Nebenniere

Abb. 2 Die zum adrenalen Regelkreis gehörigen Drüsen

Abb. 3 Der adrenale Regelkreis ➤
a: Das System ist in Ruhe.
b: Wird Cortisol verbraucht, so fällt der Blutspiegel ab; darauf reagieren Hypothalamus und Hypophysenvorderlappen mit der Bildung ihrer Hormone, wodurch innerhalb kurzer Zeit in der Nebennierenrinde die Cortisolbildung angeregt wird, und zwar so lange, bis der Blutspiegel wieder aufgefüllt ist.
c: Adrenaler Regelkreis während Hormonzufuhr von außen
Durch die Zufuhr von Cortison in Tablettenform entsteht ein erhöhter Blutspiegel. Dadurch besteht kein Reiz für eine Aktivität der übergeordneten Zentren, sodass auch kein körpereigenes Cortisol gebildet wird. Die Nebennierenrinde »schläft« und kann bei langfristiger Therapie mit höheren Dosen schrumpfen.

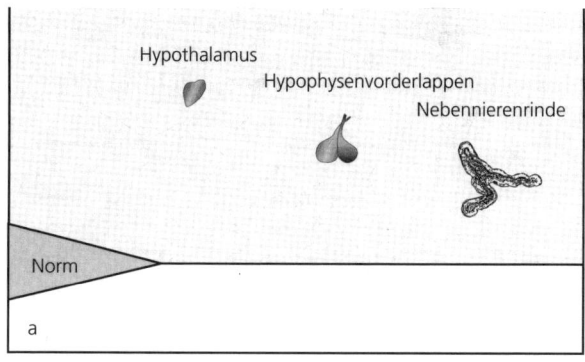

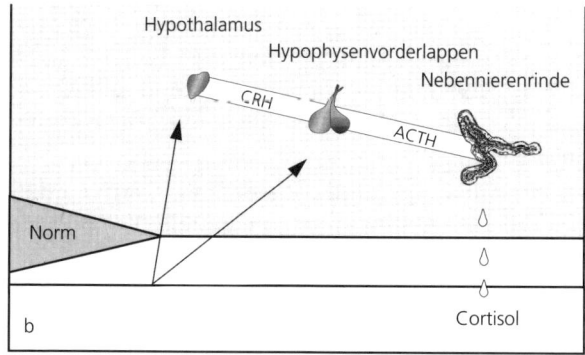

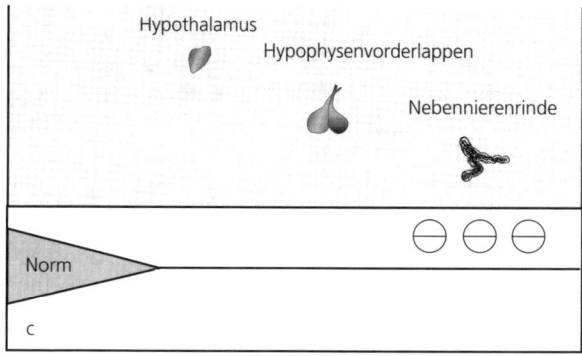

Die zentrale Steuerung der Hormonbildung folgt einem endogenen Rhythmus, der etwa einem Tag entspricht (so genannter zirkadianer Rhythmus). Die Hormonbildung steigt in den frühen Tagesstunden in mehreren Stößen an, wobei das Maximum gegen 6 Uhr morgens gebildet wird. Dann fällt die Produktion ab, hat nochmals einen kleinen Anstieg am frühen Nachmittag und erreicht bis Mitternacht das Minimum (siehe Abbildung 4). Die Kenntnis dieses Regelkreises ist Voraussetzung für das Verständnis der Auswirkungen einer Therapie mit Cortisonpräparaten (siehe S. 21).

Cortison als Arzneimittel

Wird das Hormon nicht oder für die jeweilige Situation nicht ausreichend gebildet, so muss es von außen zugeführt werden. Es wirkt dann lebensrettend, lebenserhaltend und ruft bei richtiger Dosierung keinerlei unerwünschte Wirkungen hervor (siehe Substitutionstherapie, S. 69ff.)

Nun weiß man aber seit Philip Hench, dass Cortison noch viele andere Wirkungen entfaltet, die es erlauben, schwere Krankheiten zu beeinflussen. Diese pharmakologischen Effekte kommen aber nur zustande, wenn man das Hormon in höherer Dosierung verabreicht, als es der Organismus normalerweise produziert.

Auf diese Weise können *folgende Wirkungen* erzielt werden:
- Hemmung von entzündlichen Vorgängen durch Unterdrückung vielfältiger Mediatoren (Entzündungsstoffe),
- Unterdrückung von immunologischen Reaktionen durch Zurückdrängung der immunkompetenten Lymphozyten,
- Induktion des Surfactantfaktors zur Vermeidung des Atemnotsyndroms Frühgeborener,
- Beiseitigung eines Hirnödems,
- Verhinderung des Erbrechens bei Verabreichung gewisser Zytostatika (Krebsmittel).

Die meisten dieser Wirkungen kommen – vermittelt durch spezifische Rezeptoren, die sich an allen Zellen finden – auf genomischem Wege zustande, d. h. dass die Corticoide im Zellkern die Bildung von Eiweißkörpern (Lipocortine) anregen, die ihrerseits alle Wirkungen auslösen. Das bedingt, dass diese Effekte nicht sofort auftreten können; Wirkungsbeginn frühestens nach 30 Minuten, Wirkungsmaximum nach 6–8 Stunden.

Es gibt aber auch nichtgenomische Wirkungen, die durch Einlagerung des Hormons in Membranwände zustande kommen. Daraus resultiert eine Abdichtung, sodass die Permeabilität (Durchlässigkeit) der Membranen reduziert wird. Diese Wirkung setzt allerdings sehr hohe Dosen voraus; sie setzt bereits wenige Minuten nach Verabreichung ein. Auf diese Weise können folgende Krankheitszustände beeinflusst werden:

- Schwellungszustände im Gewebe, die auf Nerven drücken oder z. B. die Atmung behindern,
- gewisse Schockzustände,
- Beeinflussung des zellulären Energiestoffwechsels,
- schwere Systemkrankheiten.

Das große Problem: Die unerwünschten Wirkungen

Mit dem Einsatz von Cortison bei verschiedenen Krankheiten hat ein neues Kapitel in der Geschichte der Therapie begonnen. Erstmals wurde ein körpereigener Wirkstoff nicht zum Ausgleich eines Mangels verabreicht, sondern um pharmakologische Wirkungen zu erzielen. Da hierzu überphysiologische Dosen erforderlich sind, ist verständlich, dass neben den erwünschten Wirkungen auch mit den Folgen des Hormonüberschusses zu rechnen ist.

Diese Auswirkungen sind natürlich unerwünscht, aber es sind im strengen Sinne keine *Neben*wirkungen, wie man sie von anderen wirksamen Arzneimitteln als toxische oder allergische Reaktionen kennt.

Der Hormonüberschuss führt zu zwei unterschiedlichen Folgen im Organismus:

- Zustandsbild wie bei Nebennierenrindenüberfunktion (Cushing-Krankheit, exogener *Hyper*kortizismus),

- Blockade des adrenalen Regelkreises mit der Folge eines endogenen *Hypo*cortisolismus.

Das *Cushing-Syndrom* ist gekennzeichnet durch eine Reihe äußerlich erkennbarer Veränderungen, aber auch durch verschiedene Eingriffe in Stoffwechselvorgänge. Folgende Symptome können auftreten:

Vollmondgesicht, Gesichtsrötung, Büffelnacken, Stammfettsucht, Striae (rote Dehnungsstreifen der Haut), Aknebildung und Brüchigkeit der Hautgefäße, vermehrte Behaarung beim weiblichen Geschlecht, Menstruationsstörungen, Blutdruckanstieg, Wasserretention, Blutzuckeranstieg und Erhöhung der Blutfette, Osteoporose und Muskelschwäche, erhöhte Infektionsanfälligkeit, psychische Veränderungen. Bei langzeitigem Hormonüberschuss können auch Augenveränderungen (sowohl grauer als auch grüner Star) ausgelöst werden. Schließlich wird das Wachstum von Kindern gehemmt.

Durch die *Blockade des adrenalen Regelkreises* (siehe Abbildung 3c) ruht die körpereigene Hormonbildung auf allen drei Ebenen. Besteht sie längere Zeit, so kann es zu einem Schwund der Nebennierenrinde kommen. Diese Tatsache führt zu keinen unerwünschten Folgen, solange das Hormon von außen zugeführt wird. Komplikationen kann es aber geben, wenn die Therapie – aus welchem Grunde auch immer – plötzlich abgebrochen

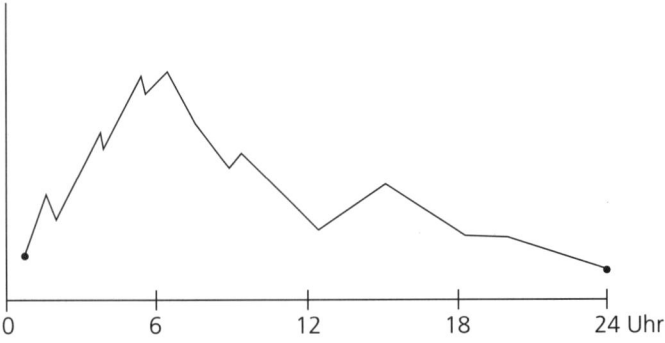

Abb. 4: Zirkadianer Rhythmus der Cortisolsekretion

wird; denn bis die Hormonbildung wieder in Gang kommt, kann es länger dauern. Der Patient ist dann ohne das »Hormon für das Leben«; eine bedrohliche Situation kann entstehen.

Gefährlich kann die Situation auch werden, wenn ein Patient mit »schlafender Nebennierenrinde« in eine Stresssituation kommt (fieberhafte Erkrankung, Unfall, Operation u. Ä.); dann kann die Nebennierenrinde nicht sofort die nötige Hormonmenge zur Verfügung stellen; der Patient ist ohne das »Hormon für den Stress«.

Die Liste der unerwünschten Wirkungen mag erschrecken; sie muss jedoch relativiert werden:

- Das Ausmaß der unerwünschten Wirkungen steht in direktem Zusammenhang mit dem Ausmaß der erwünschten Wirkungen.
- Die unerwünschten Wirkungen sind also abhängig von der Dosis und Dauer der Therapie; sie können aber durch moderne Anwendungsformen erheblich reduziert werden.
- Es treten niemals alle theoretisch möglichen unerwünschten Wirkungen bei einem Patienten auf.
- Die Häufigkeit einzelner unerwünschter Wirkungen hängt auch von individuellen Faktoren ab:
  - Alter und Geschlecht des Patienten: alte Menschen und Frauen sind mehr gefährdet;
  - Körpergewicht: bei Untergewichtigen haben gleiche Dosen stärkere Wirkungen und Nebenwirkungen als bei Übergewichtigen;
  - genetische Prädispositionen: z. B. zu Zucker- oder Fettstoffwechselstörung, hohem Blutdruck oder Osteoporose.
- Gleichzeitig verabreichte Medikamente können das Nebenwirkungsrisiko erhöhen: Arzneimittelinteraktionen (siehe S. 37f.).
- Die überwiegende Mehrzahl der unerwünschten Wirkungen bildet sich bei Dosisreduktion bzw. nach Beendigung der Therapie wieder zurück; die Rückbildung kann allerdings längere Zeit in Anspruch nehmen. Das gilt auch für die Wachstumshemmung, sofern die Behandlung vor Abschluss des Epiphysenfugenschlusses (d. h. vor Ende des Knochenwachstums) beendet wird.

- Lediglich Wirbelzusammenbrüche infolge Osteoporose, Linsentrübungen, Hirsutismus (Bartwuchs bei Frauen) sind nicht mehr beeinflussbar. Diesen Entwicklungen kann aber vorgebeugt werden (siehe S. 40f.).
- Die nur bei sehr hohen Dosen und selten auftretenden Knochennekrosen sind dagegen rückbildungsfähig, sofern sie rechtzeitig erkannt werden.
- Durch gewissenhafte Untersuchungen und Überwachung des Patienten sowie gegebenenfalls notwendige Vorsichtsmaßnahmen lässt sich das Nebenwirkungsrisiko erheblich reduzieren. Das wird auf den Seiten 40ff. ausführlich dargestellt.

Eine wichtige Frage: Osteoporose

Die Osteoporose (Knochenschwund) ist die von Patienten und Ärzten am meisten gefürchtete Nebenwirkung. Nicht ganz zu Unrecht, denn sie entwickelt sich meist schleichend und zunächst unbemerkt. Sie wird oft erst festgestellt, wenn ein Wirbelkörper zusammengebrochen ist. Etwa 30 % aller langfristig ein Cortisonpräparat einnehmenden Patienten bekommen eine sog. Cortison-Osteoporose. Diese Zahl zeigt, dass Cortison nicht die alleinige Ursache dieser Krankheit sein kann. Ihre Entstehung hängt auch von der individuellen maximalen Knochenmasse, von genetischen Dispositionen, von Alter und Geschlecht des Patienten, von dessen Ernährungsgewohnheiten und seiner körperlichen Aktivität, vom Nikotinkonsum und nicht zuletzt von der Art der Grundkrankheit ab. Unter Cortisontherapie tritt der Knochenverlust bereits in den ersten 6–12 Monaten auf, sodass mit dem Beginn einer längerfristigen Behandlung eine Prophylaxe durchgeführt werden muss (siehe S. 40f.). Dazu gehört vor Beginn der Behandlung und in regelmäßigen Abständen eine Messung der Knochendichte. Die Osteoporose ist bei Patienten unter 30 Jahren nach Absetzen rückbildungsfähig.

Angemerkt sei noch, dass es, entgegen gelegentlicher Behauptungen, kein Cortisonpräparat gibt, das ein geringeres Osteoporose-Risiko aufweist als die anderen.

Manche Patienten lehnen aus Angst vor einer Osteoporose eine Cortisontherapie ab. Ihnen sei gesagt, dass alle schweren entzündlichen Krankheiten von sich aus zur Osteoporose führen. Es ist z. B. nachgewiesen, dass die Cortisontherapie bei chronischer Polyarthritis durch Unterdrückung der Entzündung das Auftreten einer Osteoporose verhindern kann!

Zusammenfassung

- Unerwünschte und erwünschte Wirkungen der Cortisontherapie lassen sich grundsätzlich nicht voneinander trennen.
- Moderne Anwendungsformen und gewissenhafte Überwachung der Behandlung ermöglichen es jedoch, ernsthafte Nebenwirkungen weitgehend zu vermeiden.
- Das alles und insbesondere, was der Patient selbst dazu beitragen kann, wird auf den Seiten 42ff. ausführlich dargestellt.

Wie wendet man Cortisonpräparate an?

Die verschiedenen Anwendungsformen

Cortisonpräparate stehen heute in allen Zubereitungen für Medikamente zur Verfügung:

- Therapie der Wahl ist die orale Anwendung (d. h. in *Tablettenform*), weil Cortisonpräparate rasch und nahezu vollständig aus dem Magen-Darm-Kanal aufgenommen werden.
- Die *intravenöse Injektion* ist bei sehr hoher Anfangsdosierung begründet, speziell bei der so genannten hoch dosierten intravenösen Stoßtherapie (siehe S. 30).
  Bei Bewusstseinstrübung des Patienten und Unmöglichkeit, Tabletten zu schlucken, wird man die Behandlung ebenfalls mit intravenösen Injektionen beginnen.
- Die *intramuskuläre Injektion* wasserlöslicher Präparate ist nur dann begründet, wenn der Patient Tabletten nicht einnehmen kann, die Venenverhältnisse aber keine intravenöse Injektion erlauben.
- Die in der Vergangenheit weit verbreitete intramuskuläre Injektion einer *Kristallsuspension als Depot-Therapie* ist mit dem Risiko von schweren Haut-, Unterhaut- und Muskelschäden belastet und führt bei gehäufter Anwendung zu massiven Störungen des adrenalen Regelkreises. Sie wird deshalb heute als obsolet angesehen.
- Die Verabreichung von *Suppositorien* ist nur bei Notsituationen in der Kinderheilkunde üblich. Die Aufnahme des Medikaments aus einem Zäpfchen kann um das 10fache nach oben und unten schwanken. Dieser Zugangsweg ist daher für ein Arzneimittel, das präzise Dosierungen im mg-Bereich voraussetzt, wenig geeignet. Bei niedriger Dosierung besteht das Risiko der fehlenden oder ungenügenden Wirkung, bei hohen Dosen die Gefahr von erheblichen unerwünschten Effekten.
  Diese Einschränkung gilt natürlich nicht für cortisonhaltige Hämorrhoidalzäpfchen; hier soll das Medikament ja am Ort der Anwendung wirken.

Viele örtliche Anwendungsmöglichkeiten

Wenn eine Cortisonwirkung nur an einer umschriebenen Stelle des Körpers nötig ist, so wird man – sofern es technisch möglich ist – eine örtliche Anwendung bevorzugen. Sie sichert eine maximale Konzentration des Wirkstoffs am gewünschten Ort. In Abhängigkeit von der Dosis und dem angewandten Präparat kann es aber auch dabei zu systemischen Wirkungen kommen. In den letzten Jahren wurden deshalb Abwandlungen des Cortison entwickelt, die noch am Wirkungsort zerfallen oder bei der ersten Leberpassage abgebaut werden, sodass sie nicht in den Organismus eindringen. Dadurch konnte das Risiko der örtlichen Cortisonanwendung entscheidend vermindert werden. Diese topische (örtliche) Behandlung spielt heute eine sehr große Rolle. Sie kommt insbesondere bei folgenden Krankheitsgruppen zur Anwendung:*

- Hautkrankheiten,
- Augenkrankheiten,
- Hals-Nasen-Ohren-Krankheiten,
- Asthma bronchiale,
- entzündliche Darmkrankheiten,
- entzündlich-rheumatische Krankheiten.

Die verschiedenen Cortisonpräparate

Das als erstes Nebennierenrindenhormon angewandte Cortison ist nur eine Vorstufe des physiologischen Hormons Cortisol; es wird heute nicht mehr verwendet. Der Name Cortison wird jedoch als Gruppenbegriff für alle synthetischen Abwandlungen dieser Hormongruppe gebraucht.

Cortisol (Hydrocortison) ist und bleibt das Mittel der Wahl für die Substitutionsbehandlung, d. h. für alle Formen einer Nebennierenrinden-Insuffizienz. Da jedoch Cortisol auch Mineralcorticoidwirkungen entfaltet, eignet es sich nicht für die pharmakologische Behandlung.

---

* Die Indikationen und die Art der Anwendung werden in den jeweiligen Krankheitskapiteln dargestellt.

Schon 1955 gelang es durch eine kleine Veränderung am Molekül von Cortison und Cortisol (Dehydrierung an Delta$_1$), die für die Behandlung sehr störende Mineralwirkung erheblich zurückzudrängen; so entstanden die Präparate *Prednison und Prednisolon.*

Prednison und Prednisolon erwiesen sich außerdem als 4-mal stärker entzündungshemmend als Cortison und Cortisol. Aus diesem Grunde versuchte man in den 50er und 60er Jahren, die Wirkung durch weitere Manipulationen am Molekül noch mehr zu verstärken. Das gelang durch Einführung anderer chemischer Gruppen, hauptsächlich eines Fluoratoms an 9-Alpha-Stellung. Allerdings brachte die Wirkungsverstärkung für die systematische Therapie keine Vorteile: Stärkere erwünschte Wirkung bedeutet auch stärkere unerwünschte Wirkung. Dennoch war diese Entwicklung nicht umsonst: Die modernen Topika (lokal anwendbare Präparate) gehen sämtlich von fluorierten Präparaten aus.

Es stehen heute in Deutschland folgende *Präparate für die systematische Pharmakotherapie* zur Verfügung (Handelspräparatenamen siehe Tabelle 1):

Alle Cortisonpräparate haben die gleiche *Pharmakodynamik,* d. h., sie lösen alle die gleichen Wirkungen, erwünschte wie unerwünschte, im Organismus aus. Das wird verständlich, wenn man weiß, dass alle an den gleichen zellständigen Rezeptor gehen und dass die Wirkung durch einen im Zellkern neu gebildeten körpereigenen Wirkstoff vermittelt wird (siehe S. 19).

Unterschiede bestehen zwischen den Präparaten dagegen in der Wirkungsstärke und in der Pharmakokinetik, d. h. dem Verhalten der Substanz im Organismus.

Die verschiedenen Präparate haben eine unterschiedliche *Wirkungsstärke.* Das bedeutet, dass eine unterschiedliche Dosis zur Erreichung des gleichen Behandlungserfolgs verabreicht werden muss. Die Äquivalenzdosen (gleich wirksame Dosen) sind klinische Erfahrungswerte und keine absolut verbindlichen Angaben; es gibt nämlich große individuelle Unterschiede (siehe Tabelle 2).

● Tab. 1: Cortisonpräparate für die orale (Tabletten) Behandlung*
(nach Rote Liste 1999)

Wirkstoffe	Handelsname	Tabletteninhalt (mg)
Prednison	Decortin	1, 5, 5 Rheuma, 20, 50
	Prednison Ferring	5, 50
	Prednison Dorsch	5, 20
	Prednison Sanhelios	5
	Prednison-ratiopharm	5
	Predni-Tablinen	5
Prednisolon	Decortin H	1, 5, 20, 50
	Decaprednil	1, 5, 20
	Deltacortril	5
	Duraprednisolon	5
	Hefasolon	5
	Predni H Tablinen	5, 50
	Prednisolon Jenapharm	1, 5, 20, 50
	Prednisolon Ferring	2, 5
	Prednisolon Lentia	5
	Prednisolon Rotexmedica	2,5, 5
	Prednisolon-ratiopharm	5, 50
	Prednisolon Sanhelios	5
Methyl-prednisolon	Urbason	4, 8, 16, 40
	Medrate	2, 4, 16, 32, 100
	Methylprednisolon Jenapharm	4, 8, 16
	Metypred	4, 8, 16
	Metysolon	4, 8, 16
	Predni-M-Tablinen	4, 8, 16
Methylen-prednisolon	Decortilen	6, 24, 60
Deflazacort	Calcort	6
Cloprednol	Syntestan	2,5, 5
Fluocortolon	Ultralan oral	5, 20, 50
Triamcinolon	Delphicort	2, 4, 8
	Volon	4, 8, 16
	Berlicort	4
	Triam-oral	4
Dexamethason	Fortecortin	0,5, 1,5, 4, 8
	Dexamethason Ferring	0,5, 1,5, 4
	Dexamethason Jenapharm	0,5, 1,5, 4
	Dexaflam	0,5, 1,5
	Dexamonozon	0,5, 1,5
Betamethason	Celestamine N (auch als Tropfen)	0,5

* Es werden nur Reinpräparate und keine Kombinationen erwähnt

● **Tab. 2:** Äquivalenzdosen für die systematische Therapie

Prednison, Prednisolon	5 mg
Methylprednisolon	4 mg
Methylenprednisolon	6 mg
Deflazacort	6–9 mg
Cloprednol	2,5–5 mg
Fluocortolon	5 mg
Triamcinolon	4 mg
Dexamethason	0,75 mg
Betamethason	0,75 mg

● **Tab. 3:** Wirkungsunterschiede der verschiedenen Präparate

	Verschwinden der Hälfte aus dem Blut (in Stunden)	Wirkungsdauer bis zum Abfall auf die Hälfte (in Stunden)	Charakteristikum
Cortisol	1,0–1,5	8–12	Substitutionspräparat
Prednison und Prednisolon	2,0–3,0	18–36	
Methylprednisolon	1,5–3,0	18–36	
Methylenprednisolon	2,0–3,0	18–36	kurz wirkend
Deflazacort	3,0	?	
Cloprednol	2,0	?	
Fluocortolon	1,3–2,0	24–48	mittellang wirkend
Triamcinolon	3,0–5,0	28–48	
Dexamethason	3,5	36–72	lang wirkend
Betamethason	5,0–7,0	36–72	

Von der *Pharmakokinetik* ist besonders das Verweilen der Substanz im Blut von Bedeutung, da die Hemmwirkung auf den adrenalen Regelkreis von der Konzentration im Blut ausgeht. Deshalb sind lang wirkende Präparate speziell für eine länger dauernde Anwendung ungünstig (siehe Tabelle 3).

Welche Konsequenzen ergeben sich aus den Daten für die systemische Therapie?

- Nach wie vor und weltweit gelten Prednison und Prednisolon als Standardpräparate.*
- Gegen die Verwendung anderer, nicht fluorierter Produkte bestehen keine Bedenken.
- 9-alpha-fluorierte Präparate eignen sich nicht für die Langzeitbehandlung. Sie haben wegen völlig fehlender Mineralwirkung lediglich bei Vorliegen von Ödemen Vorteile, sollten aber auch hier nicht langfristig angewandt werden.

Hat die Behandlung mit ACTH Vorteile?

Während langer Jahre haben viele Ärzte anstelle von Cortisonpräparaten lieber ACTH, das Hormon des Hypophysenvorderlappens, das in der Nebennierenrinde die Bildung von Cortisol anregt, verwendet. Sie glaubten, dass bei verschiedenen Krankheiten, z. B. Asthma oder Nervenkrankheiten, ACTH besser wirke. Einziger Vorteil dieser Therapie war die Tatsache, dass unter ACTH-Therapie die Nebennierenrinde nicht schrumpfte; dafür kam es aber zu einer Funktionsstörung in den oberen Etagen des Regelkreises.

Die ACTH-Therapie hatte aber auch Nachteile. Da Cortisol auch mineralaktiv wirkt, war die Gefahr von Blutdruckanstieg und Ödembildung vermehrt. Gleichzeitige Mehrbildung von männlichen Hormonen führte bei Frauen zur Bartbildung und die gesteigerte Produktion weiblicher Hormone bei Männern zur Vergrößerung der Brust.

---

* Aus diesem Grunde beziehen sich alle Dosierungsangaben in diesem Buch auf diese Präparate.

Eine unerwünschte Auswirkung dieses Eiweißkörpers – auch wenn er synthetisch hergestellt wird – ist die Bildung von Antikörpern, die bei späterer Anwendung einen anaphylaktischen Schock auslösen können. Todesfälle waren zu bedauern. Aus allen diesen Gründen wird ACTH heute nicht mehr zur Therapie verwendet. Nach wir vor wird das wasserlösliche ACTH zu diagnostischen Zwecken (Prüfung der Nebennierenrindenfunktion) angewandt.

Allgemeine Dosierungsrichtlinien

- Die Dosierung richtet sich weniger nach der zugrunde liegenden Krankheit als nach der Art und Schwere des individuellen Krankheitsbildes und der Reaktion des Patienten.
- Grundsätzlich wird die Behandlung mit höheren Dosen begonnen, die nach Wirkungseintritt langsam abgebaut werden.
- Die Anfangsdosis hängt von der Ausdehnung und Schwere des Krankheitsbildes ab: Je akuter und schwerer die Krankheit, umso höhere Dosen; je chronischer die Krankheit, umso niedrigere Anfangsdosen.
- Ist bei einer chronischen Krankheit eine Langzeitbehandlung erforderlich, so muss die kleinste, eben noch wirksame Dosis durch sehr langsamen und vorsichtigen Abbau ermittelt werden; auch sie ist je nach Krankheitszustand und individueller Reaktion verschieden.
- Die Behandlungsdauer ist ebenfalls vom Krankheitsbild abhängig: Akute Krankheiten benötigen meist nur eine kurzfristige Therapie, chronische dagegen bedürfen häufig einer Langzeitbehandlung.

Dosierungsbereiche für die Initialbehandlung

Zur *hoch dosierten intravenösen Stoßtherapie* werden an 3–5 aufeinander folgenden Tagen je 0,5 oder 1 g Prednisolon als Kurzinfusion verabreicht. Je nach Bedarf wird diese Behandlung 1- bis 6-mal in jeweils monatlichen Abständen wiederholt. Im Intervall werden nur ausnahmsweise kleine Cortisondosen gegeben. Die Durchführung ist an das Krankenhaus gebunden. Dieses teilweise mit einem Immunsuppressivum kombinierte Behandlungsschema wird nur bei sehr schweren Krankheitszuständen angewandt. Es hat gegenüber einer täglich durchgeführten Hochdosisbehandlung den Vorteil, dass erheblich weniger unerwünschte Wirkungen auftreten.

Der *Hochdosisbereich* liegt zwischen 100 und 250 mg Prednisolon pro Tag. Die Tagesdosis wird meist auf mehrere Gaben verteilt, da es sich meist um sehr akute Krankheitszustände handelt. Auch diese Therapie wird zumindest am Anfang intravenös verabreicht.

Mittlere Dosen nennen wir 30–40 mg Prednison pro Tag; diese Dosen werden oral genommen und meist von vornherein in einmaliger morgendlicher Einnahme. Diese Dosierung wird am häufigsten angewandt, meist bei subakut-chronischen Krankheitszuständen.

Die *Niedrigdosis-Behandlung* liegt zwischen 10 und 20 mg Prednison pro Tag und ist primär chronischen Krankheiten vorbehalten; auch hier wird die Dosis einmal täglich morgens eingenommen.

Dosisabbau

Hat die Initialdosis zu einer deutlichen Besserung der Beschwerden und Symptome geführt, so wird die Dosis abgebaut. Dabei kann man im höher dosierten Bereich in größeren Schritten und kürzeren Abständen reduzieren, während die niedrigen Dosen nur sehr langsam und in ganz kleinen Schritten abgebaut werden sollen.

Hat man im höheren Dosisbereich die Tagesdosis auf mehrere Gaben verteilt, so soll der Abbau so vor sich gehen, dass zuerst die abendliche, dann die mittägige und erst zuletzt die morgendliche Dosis reduziert wird. Selbstverständlich bedarf jeder Einzelfall eines individuellen Vorgehens, das vom behandelnden Arzt festgelegt werden muss.

Bei akuten Krankheitszuständen kann man die Cortisontherapie nach dem gleichen Schema weiter abbauen und beenden. Bei chronischen Krankheiten, die einer Langzeitbehandlung bedürfen, muss die individuelle Erhaltungsdosis ausgetestet werden.

Erhaltungsdosis

Bei chronischen Krankheiten ergibt sich in der Mehrzahl der Fälle die Notwendigkeit, die Cortisontherapie über längere Fristen – Monate, manchmal Jahre – fortzusetzen. Diese Langzeittherapie ist verständlicherweise mit einem höheren Risiko an unerwünschten Wirkungen belastet als die Kurzzeitbehandlung. Deshalb kommt hier alles darauf an, die Therapie so zu führen, dass Therapieschäden so weit als möglich vermieden werden.

Dazu gelten heute *folgende Regeln:*
- Verwendung von kurz wirkenden (nicht fluorierten) Präparaten (siehe S. 28),
- Einnahme der Tagesdosis möglichst nur einmal morgens früh bzw. – sofern möglich – der für 2 Tage nötigen Dosis alle 48 Stunden frühmorgens,
- so genannte Low-Dose-Therapie.

Ein neues Schlagwort: Low-Dose-Therapie

Die als vertretbar angesehene Dosis für die Langzeitbehandlung chronisch-entzündlicher Krankheiten ist im Laufe der Jahrzehnte immer weiter reduziert worden. Während der aus Amerika stammende Ausdruck Low-Dose früher für eine Dosierung unterhalb von 10 mg Prednison pro Tag Verwendung fand, definieren wir heute folgendermaßen: die niedrigste im Einzelfall wirksame Dosis für die Langzeitbehandlung. Sie liegt erfahrungsgemäß bei der überwiegenden Mehrzahl aller Patienten um 5 mg Prednison pro Tag und kann in Einzelfällen sogar nur 3 oder 2 mg betragen.

Das *Erreichen solch niedriger Dosen* ist an ein spezielles Reduktionsschema gebunden. Je niedriger die Dosis wird, umso langsamer und in umso kleineren Schritten muss reduziert werden. Das bedeutet, dass man ab 10 mg Tagesdosis nur in 1-mg-Schritten und ab 6 mg Tagesdosis nur in $^1/_2$-Schritten reduzieren soll, und dies in immer länger werdenden Intervallen (siehe Tabelle 4).

● **Tab. 4:** Empfehlung für den Dosisabbau

Dosis/Tag	Reduktionsschritte	Intervalle
Prednison/Prednisolon		
über 30 mg	10 mg	alle paar Tage
bis 15 mg	5 mg	jede Woche
bis 10 mg	2,5 mg	alle 1–2 Wochen
ab 10 mg	1 mg	alle 2–4 Wochen
ab 6 mg	0,5 mg	alle 4–8 Wochen

Manche Ärzte und viele Patienten sind skeptisch, ob eine solch niedrige Dosis tatsächlich noch eine Wirkung hat. Sie gehen davon aus, dass sie meist nicht unter 7,5 mg Prednison pro Tag gekommen sind. Das war zu einem Zeitpunkt, als die kleinste Tabletteneinheit nur 5 mg Prednison (bzw. die äquivalente Dosis anderer Cortisonpräparate) betrug; damals waren nur 2,5-mg-Schritte (= $^1/_2$ Tablette) möglich. Wir haben jedoch festgestellt, dass diese Sprünge für die meisten Patienten zu groß sind. Erst seit auch in Deutschland 1-mg-Tabletten von Prednison und Prednisolon verfügbar sind, können wir so verfahren, wie es in anderen Ländern (z. B. Frankreich oder Amerika) schon immer gemacht wird. Leider gibt es noch nicht von allen Handelspräparaten entsprechend niedrig dosierte Tabletten.

Die *Vorteile dieser Low-Dose-Therapie* sind erwiesen. Wenn Dosen von oder unter 5 mg Prednison pro Tag verabreicht werden, gibt es

- keine Störung des adrenalen Regelkreises; eine durch anfangs höhere Dosen ausgelöste Blockade bildet sich wieder zurück,
- keine Erscheinungen eines Cushing-Syndroms; vorhandene Symptome verschwinden wieder,
- kein erhöhtes Infektionsrisiko,
- keine größere Gefahr der Entwicklung einer Osteoporose als bei Gleichaltrigen und Gleichgeschlechtigen mit gleicher Grundkrankheit, die kein Cortison erhalten.

Was tun, wenn ein Patient die Low-Dose nicht erreicht?
Für die glücklicherweise seltenen Fälle gibt es zwei Möglichkeiten:

- Wenn die morgendliche Dosis über der Low-Dose liegen muss, um nächtliche Beschwerden zu beeinflussen, wird die Dosis geteilt. Das betrifft in erster Linie Asthmatiker mit überwiegend nächtlichen Anfällen. Dann gibt man $^2/_3$ der Tagesdosis am Morgen und $^1/_3$ am Nachmittag (siehe S. 85).
- Bei schweren entzündlichen Krankheiten erreicht man oft über Monate keine Low-Dose. In diesen Fällen wird die Cortisontherapie mit einer immunsuppressiven Behandlung kombiniert. Dadurch lässt sich meist der Cortisonbedarf deutlich senken. Dieses Vorgehen ist bei den Systemkrankheiten und Gefäßentzündungen obligatorisch und hat sich auch bei chronischer Polyarthritis, der Polymyalgie, der Riesenzellarteriitis und neuerdings auch beim Asthma bewährt.

Dosierung bei Kindern

Die allgemeinen Richtlinien für die Cortisontherapie gelten auch für Kinder. Allerdings müssen hier die Dosen an das Körpergewicht bzw. die Körperoberfläche angepasst werden.

Zur *kurzfristigen hoch dosierten intravenösen Stoßtherapie* gibt man Kindern 20–30 mg/kg Körpergewicht am Tag.

Um die gleichen pharmakologischen Effekte einer Erwachsenen-*Hochdosis* von 1,5 mg/kg Körpergewicht (also etwa 100 mg Prednison pro Tag) zu erreichen, benötigt das Kind 3 mg/kg Körpergewicht Prednison am Tag. Das bedeutet, dass

- ein 3 Monate altes Kind etwa 15 mg Prednison pro Tag,
- ein 6 Monate altes Kind etwa 20 mg Prednison pro Tag,
- ein 12 Monate altes Kind etwa 25 mg Prednison pro Tag

benötigt.

Bei den meisten Krankheiten genügt eine *niedrig dosierte Initialtherapie* von 1 mg/kg Körpergewicht und Tag.

Die *langfristige Erhaltungsdosis* liegt bei weniger als 0,2 mg/kg Körpergewicht *jeden 2. Tag.*

> **Wichtig:**
> Wegen der Gefahr der Wachstumsstörungen ist bei Kindern für die Langzeitbehandlung grundsätzlich die alternierende Behandlung anzustreben!

Dosierungsprobleme in besonderen Situationen

Verhalten in Stresssituationen

Stresssituationen sind akute Krankheiten, Unfälle, Operationen und manchmal auch »seelischer Stress«. Zur Überwindung dieser Situationen ist – wie schon mehrmals erwähnt – eine Mehrproduktion von Nebennierenrindenhormon erforderlich.

Die funktionstüchtige Nebennierenrinde ist jederzeit zur Stressanpassung fähig. Der Patient mit Nebennierenrinden-Insuffizienz muss sozusagen die Natur imitieren und entsprechend mehr Hydrocortison einnehmen (siehe S. 70).

Steht ein Patient unter höheren Cortisondosen, nimmt er eine abendliche Dosis ein oder bekommt er ein fluoriertes Präparat, so muss angenommen werden, dass der adrenale Regelkreis blockiert ist. Dann funktioniert die Stressanpassung nicht. Jetzt muss die Cortisondosis entsprechend erhöht werden. Als Regel kann gelten:
- bei geringer Belastung, z.B. bei Erkältungskrankheiten oder starker körperlicher Anstrengung, Verdoppelung der Dosis;
- bei mittelgradiger Belastung, z.B. hohes Fieber, Infektionskrankheit, Operation in lokaler Betäubung, Dosis etwa verdreifachen;
- bei schwerer Belastung, z.B. Unfall oder große Operationen, etwa 10fache Dosis.

Ein *häufiger Fehler* ist, dass bei fieberhafter Erkrankung aus Angst vor Infektionsausbreitung die Cortisontherapie abgebrochen wird. Das kann für die Patienten ernsthafte Folgen haben.

Eine *Dosiserhöhung ist nicht erforderlich,* wenn der Patient erst wenige Tage unter Cortison steht, wenn er langfristig mit Low-Dose (siehe S. 32ff.) behandelt wird, ein kurz wirkendes (= wenig hemmendes) Präparat (siehe S. 28) und dieses nur einmal täglich morgens einnimmt. In Zweifelsfällen kann die Anpassungsfähigkeit der Nebennierenrinde durch entsprechende Untersuchungen getestet werden.

Schwangerschaft

Es ist heute allgemein bekannt, dass in der Schwangerschaft möglichst keine Medikamente eingenommen werden sollen. Das gilt für Cortisonpräparate nur mit Einschränkungen.

Selbstverständlich darf die *Substitutionstherapie* einer Nebennierenrinden-Insuffizienz nicht unterbrochen werden; häufige Kontrollen sind erforderlich, um die Dosisanpassung richtig zu gestalten. Meist muss im 2. Trimenon um 5 mg und im 3. Trimenon um 10 mg Hydrocortison erhöht werden. Während der Geburt sollte eine Infusion von 100 mg Hydrocortison gegeben werden.

Die *pharmakologische Therapie* sollte in den ersten Schwangerschaftswochen nach Möglichkeit vermieden werden. Das ist bei der chronischen Polyarthritis leicht, da diese sich während der Schwangerschaft in der Mehrzahl der Fälle erheblich bessert. Auch Asthma bessert sich manchmal; wenn nicht, ist eine inhalative Cortisontherapie unbedenklich, und im Bedarfsfall kann auch die Low-Dose-Therapie durchgeführt werden. Sollten schwere Atemstörungen auftreten, ist eine hoch dosierte kurzfristige Cortisonanwendung unverzichtbar. Hier gilt die Regel: Ein Sauerstoffmangel der Mutter ist für das Kind gefährlicher als Cortison.

Bei Systemkrankheiten, die eine langzeitige, meist höher dosierte Cortisongabe, oft auch kombiniert mit einem Immunsuppressivum, erfordern, sollte man eine Schwangerschaft erst nach Eintritt einer Remission bzw. 6 Monate nach Beendigung der Behandlung mit einem Immunsuppressivum und nur mehr unter Cortison-Low-Dose planen.

In die Milch gehen nur 0,1 % der eingenommenen Cortisondosis über, sodass für das Neugeborene keine Gefahr besteht. Ist eine Mutter aber ängstlich, so sollte sie erst 4 Stunden nach der Cortisoneinnahme stillen.

Impfungen

Patienten unter Cortisontherapie können mit *Totimpfstoffen,* z. B. gegen Grippe, unbedenklich geimpft werden. Bei Dosen über 10 mg Prednison pro Tag ist allerdings die Immunreaktion so weit blockiert, dass die Impfung sinnlos ist.

Impfungen mit *Lebendimpfstoffen*, z. B. Röteln, Masern, Kinderlähmung, Tuberkulose, dürfen bei Patienten mit unterdrücktem Immunsystem nicht verabreicht werden.

Wechselwirkungen mit anderen Medikamenten

Es ist schon lange bekannt, dass gleichzeitig eingenommene Medikamente sich in ihrer Wirkung beeinflussen können: Abschwächung bis Aufhebung oder auch gefährliche Verstärkung sind möglich.

Typische Cortisonwirkungen können durch *andere Medikamente verstärkt werden:*

- Kaliumverlust durch gleichzeitige Einnahme von Mitteln, die die Wasserausscheidung anregen (Diuretika, die teilweise auch in Bluthochdruckmitteln enthalten sind), oder Abführmittel (Laxanzien).
- Wirkung im Sinne der Blutzuckererhöhung wird durch wassertreibende Mittel verstärkt.
- Eine Schädigung der Magen-Darm-Schleimhaut bis zur Entwicklung eines Geschwürs kann die Folge einer Kombination mit Rheumamitteln (nichtsteroidale Antirheumatika) sein.

Der Cortisonabbau in der Leber wird beschleunigt und damit die *Wirkung erheblich verringert,* wenn Corticoide gleichzeitig mit Arzneimitteln gegeben werden, die Leberenzyme aktivieren:

- das Tuberkulosemittel Rifampicin,
- die Epilepsiemittel aus der Reihe der Hydantoine,
- die früher viel verwendeten Schlafmittel aus Barbitursäure.

Aus diesem Grunde sollte man diese Kombinationen vermeiden. Sind sie unverzichtbar – z. B. bei Bestehen einer Polymyalgie und gleichzeitigem Vorliegen einer Tuberkulose –, so muss man die Cortisondosis verdoppeln, um die gleiche Cortisonwirkung auf die ursächliche Krankheit zu erzielen.

Das Absetzen einer Cortisontherapie

Cortisonpräparate sollten abgesetzt werden, wenn sie nicht mehr nötig sind, und müssen abgesetzt werden, wenn sie ernsthafte Komplikationen hervorgerufen haben.

Das Absetzen ist in jedem Falle eine schwierige ärztliche Entscheidung, weil Verschwinden von Beschwerden oder auch die Besserung von Blutbefunden noch nicht beweisen, dass die Krankheit geheilt ist. Wird zu früh abgesetzt, kann ein *Rückfall* provoziert werden, der manchmal schlimmer ist, als die Krankheit zuvor war. Das gilt für alle chronisch-entzündlichen Krankheiten.

Wird eine Cortison-Langzeitbehandlung plötzlich abgebrochen oder werden hohe Dosen zu schnell abgebaut, kann sich neben dem Krankheitsrückfall ein so genanntes *Cortisonentzugssyndrom* einstellen. Die Patienten klagen über schlechtes Befinden, fühlen sich antriebslos und manchmal depressiv; manche haben Magen-Darm-Störungen, leiden unter Appetitlosigkeit und Übelkeit. Schließlich klagen viele über ziehende Schmerzen in den Arm- und Beinmuskeln; man spricht dann von Steroid-Pseudorheumatismus.

Ist eine Langzeitbehandlung mit höheren Dosen, mit einem lang wirkenden Cortisonpräparat oder mit abendlicher Einnahme durchgeführt worden, so muss mit der Entwicklung einer *Nebennierenrinden-Insuffizienz* gerechnet werden. Wird die Cortisontherapie dann plötzlich beendet, kann ein bedrohlicher Kreislaufverfall eintreten (siehe S. 71).

Alle diese möglichen Komplikationen können vermieden werden, wenn der *Absetzvorgang* an die vorangegangene Dosishöhe und die Dauer der Behandlung angepasst wird. Dafür gibt es folgende Regeln:

- Eine Behandlung mit hohen und sehr hohen Dosen während weniger Tage kann sofort abgebrochen werden.
- Wurde die Behandlung mit höheren Dosen begonnen und über 3–4 Wochen durchgeführt, so empfiehlt es sich, bis zu 15 mg Prednison pro Tag in 5-mg-Schritten abzubauen und ab 15 mg alle 3 Tage um 2,5 mg.
- Nach einer langfristigen Therapie kann von einer Low-Dose (also zwischen 6 und 3 mg Prednison pro Tag) alle 1–2 Monate um je $\frac{1}{2}$ mg reduziert werden.
- Ist eine länger dauernde Behandlung so durchgeführt worden, dass mit einer Störung der Nebennierenrindenfunktion gerechnet werden muss (Dosis von mehr als 5 mg Prednison pro Tag, Behandlung mit einem fluorierten Präparat, abendliche Einnahme, mehrfache intramuskuläre Injektion einer Kristallsuspension), so muss besonders vorsichtig vorgegangen werden. Vor dem endgültigen Absetzen sollte eine Überprüfung stattfinden, ob der adrenale Regelkreis wieder funktioniert. Die hierzu nötigen Blutteste können von jedem Hausarzt durchgeführt werden.
- Muss die Cortisonbehandlung bei bestehender Nebennierenrinden-Insuffizienz wegen einer ernsthaften Komplikation sofort beendet werden, so ist es erforderlich, dass der Betroffene von diesem Moment an Hydrocortison in Substitutionsdosis erhält (siehe S. 70).
- Bei Asthmakranken, die eine orale Therapie bekommen haben und auf eine inhalative umgesetzt werden, muss die orale Dosis ab Beginn der inhalativen Behandlung innerhalb 3–4 Wochen vorsichtig abgebaut werden (siehe S. 85).

Was kann man tun, um unerwünschte Wirkungen zu vermeiden?

Besondere Vorsichtsmaßnahmen vor Einleitung einer Cortisonbehandlung

Aus dem Spektrum der möglichen unerwünschten Wirkungen ergibt sich, dass eine Reihe von Patienten mehr gefährdet ist als andere: nämlich solche, die Krankheiten oder Veranlagungen haben, die durch Cortison verschlimmert werden könnten. Der Hausarzt weiß das natürlich. Wenn die Behandlung aber von einem Arzt eingeleitet wird, der den Patienten noch nicht näher kennt, sollte der Patient ihm die nötigen Hinweise geben, damit das vor Beginn der Behandlung nochmals überprüft und gegebenenfalls eine vorsorgliche Behandlung dieser Störung eingeleitet wird.

Hier die wichtigsten Risiken:
- Vorgeschichte mit *Magengeschwüren* oder familiäre Belastung: Magenuntersuchung vor Beginn der Cortisonbehandlung; bei bestehendem Geschwür entsprechende Behandlung und in jedem Falle Vermeidung einer Kombination mit nichtsteroidalen Antirheumatika.
- *Chronische Infektionen*, z.B. in Lunge, Gallenblase, Harnblase: Sanierung des Infektes vor Beginn der Cortisontherapie oder zumindest gleichzeitige Behandlung.
- *Diabetes* beim Patienten selbst oder in der Familie: engmaschige Überwachung des Zuckerstoffwechsels und gegebenenfalls Behandlung.
- *Osteoporose:* Wie auf S. 23 ausgeführt, soll vor jeder Cortison-Langzeittherapie die Knochendichte bestimmt werden. Auch wenn diese normal ist, sollte eine Osteoporoseprophylaxe durchgeführt werden: möglichst rasche Reduktion der Dosis in den Low-Dose-Bereich (siehe S. 32ff.), körperliche Aktivität, soweit es die Krankheit erlaubt, Sexualhormonbehandlung bei Frauen in und nach den Wechseljahren (nach

frauenärztlicher Untersuchung), täglicher Konsum von 1500 mg Kalzium und 800–1000 IE Vitamin D.

Erweist sich die Knochendichte als erniedrigt oder fällt der Wert unter der Behandlung ab, muss zusätzlich zu den erwähnten prophylaktischen Maßnahmen eine medikamentöse Behandlung eingeleitet werden. Hierfür stehen Fluor, Bisphosphonate, Calcitonin oder aktive Vitamin-D-Metaboliten zur Verfügung. Welches Präparat im Einzelfall am günstigsten ist, muss der Arzt entscheiden.

- *Erhöhter Augeninnendruck (Glaukom):* regelmäßige augenärztliche Überwachung und Behandlung.

Ärztliche Verordnung

Der ein Cortisonpräparat verordnende Arzt wird für jeden Einzelfall das geeignete Präparat wählen und die Dosierung sowie die voraussichtlichen Abbauschritte mit dem Patienten besprechen und ihn auch auf die für ihn beste Einnahmezeit hinweisen. Dabei kann es sein, dass – zumindest zu Beginn einer Behandlung – von den heute als besonders nebenwirkungsarm geltenden Empfehlungen abgewichen werden muss. Die Gründe hierfür sollte der behandelnde Arzt dem Patienten natürlich mitteilen, damit dieser sich nicht verunsichert fühlt.

Ärztliche Überwachung

Mit Cortison werden nur ernsthafte Krankheiten behandelt. Diese müssen selbstverständlich laufend überwacht werden. Daneben muss aber auch die Cortisontherapie selbst ständig kontrolliert werden, einmal um zu prüfen, ob sie so wirkt, wie man es erwartet hatte, und zum Zweiten, damit sich etwa anbahnende unerwünschte Wirkungen rechtzeitig erkannt werden.

Bei Behandlung einer akuten Krankheit wird der Arzt den Patienten mindestens einmal täglich untersuchen.

In der Phase der höheren Dosis sollte der Arzt den Patienten alle 14 Tage, später einmal im Monat sehen. Dabei sollte immer ein Gespräch stattfinden, und es müssen auch verschiedene Untersuchungen gemacht werden.

Bei Langzeittherapie ist – wiederum unabhängig von den Kontrolluntersuchungen der Grundkrankheit – eine Reihe von Blut- und Urinuntersuchungen nötig; auch eine augenärztliche Kontrolle im Hinblick auf grauen oder grünen Star soll regelmäßig erfolgen. Einmal im Jahr sollte die Knochendichte gemessen werden und eine Herz-Kreislauf-Untersuchung stattfinden.

Treten irgendwelche Beschwerden auf, die mit der Behandlung in Zusammenhang stehen können, sind selbstverständlich weitere Untersuchungen erforderlich.

Was kann der Patient selbst beitragen?

Das Wichtigste ist zweifellos ein *vertrauensvolles Verhältnis zum behandelnden Arzt.* Der Arzt muss sich darauf verlassen können, dass der Patient die vereinbarte Behandlung richtig und gewissenhaft durchführt und ihm möglichst alle auftretenden Probleme mitteilt. Der Kranke muss aber auch jederzeit bei seinem Arzt ein offenes Ohr für evtl. Bedenken, Ängste und Sorgen finden. Nur so kann das »Therapiebündnis« entstehen, welches Voraussetzung für eine erfolgreiche Behandlung ist (siehe S. 59f.).

Im Laufe der Behandlung sollte sich der Patient durch die Gespräche mit dem Arzt immer mehr *Kenntnisse über Cortison* aneignen. Selbsthilfegruppen und die Patientenschulung (siehe S. 60ff.) können vertiefend mithelfen.

Jeder gut informierte Patient ist in der Lage, bei der *Therapieführung mitzuwirken.* Während früher jede ernste Änderung im Therapieplan dem Arzt überlassen werden musste, bekommt heute der gut informierte Patient einen Spielraum für eigene Entscheidungen. Ein typisches Beispiel dafür ist der Asthmakranke, der täglich seine Peak-Flow-Werte misst: Er kann bei Verschlechterung rechtzeitig – also auch am Wochenende, wenn er seinen Arzt nicht erreichen kann – die richtigen Maßnahmen ergreifen (siehe S. 62f.).

Auch vielen chronisch Rheumakranken lässt man heute einen gewissen Dosisspielraum, z.B. wenn den Kranken vermehrte Anstrengungen erwarten oder wenn sich seine Befindlichkeit und seine Beweglichkeit bei Föhneinfluss verschlechtern.

Der über die möglichen unerwünschten Wirkungen der Cortisontherapie informierte Patient wird auch viel früher seinen *Arzt auf Gefahren hinweisen* können und evtl. auftretende leichte Magenbeschwerden, Rückenschmerzen und Sehverschlechterungen (um nur einige Beispiele zu nennen) nicht bagatellisieren.

Der informierte Patient wird auch *andere Fachärzte,* die er wegen einer speziellen Krankheit konsultiert, über die Cortisontherapie informieren und zusätzlich verordnete Medikamente auf evtl. bestehende Wechselwirkungen überprüfen lassen (siehe S. 37f.).

Natürlich muss mit dem behandelnden Arzt auch über eine *geplante Schwangerschaft* gesprochen werden, und dieser sollte auch über den Eintritt einer Schwangerschaft sofort informiert werden. Das gilt auch, obwohl heute Cortison kein ernsthaftes Risiko für das ungeborene Kind darstellt (siehe S. 36f.).

Sehr wichtig ist für den Patienten unter Cortison-Langzeittherapie eine entsprechende *Lebensführung.* Dazu gehört ganz besonders körperliche Aktivität, soweit sie ihm bei seiner Grundkrankheit möglich ist. Bewegung vermindert nämlich Muskelschwund und Osteoporose. Auch ist es wichtig, täglich an die frische Luft bzw. die Sonne zu gehen, weil dadurch die Vitamin-D-Synthese angeregt wird und somit der Osteoporose weiter vorgebeugt werden kann. Schließlich spielt eine »vernünftige Ernährung« eine große Rolle.

Ein spezielles Problem: Die richtige Ernährung

Es gibt heute für Gesunde und Kranke vielfältige Ernährungsempfehlungen, die sich oftmals vollständig widersprechen. Auf kaum einem anderen Gebiet wird von den Vertretern einer Richtung gegen die Anhänger anderer Vorstellungen so heftig polemisiert. Ohne auf diese Fragen im Einzelnen einzugehen, sei festgehalten, dass jede einseitige Ernährung falsch ist.

Für Patienten, die langfristig Cortisonpräparate einnehmen, gibt es eine Reihe von *begründeten Empfehlungen:*

- Da Cortison den Zuckerstoffwechsel zulasten des Eiweiß-haushaltes erhöht (siehe S. 20), ist es wichtig, dass der *Zuckerkonsum* stark eingeschränkt wird. Das betrifft nicht nur den reinen Zucker, sondern natürlich auch alle Süßigkeiten sowie süße Früchte, aber auch Limonaden und Bier.

- *Kohlenhydrate* sind die wichtigsten Energieträger für die Menschen; der Bedarf sollte vorwiegend durch stärkehaltige Nahrungsmittel gedeckt werden: Getreide und Getreideprodukte, Kartoffeln und Gemüse. Dabei ist allen Vollkornprodukten der Vorzug zu geben gegenüber solchen, die ausgemahlenes Getreide enthalten.

- *Eiweiß* ist der wichtigste Bestandteil des menschlichen Organismus. Es wird im Körper ständig auf- und abgebaut. Für den Aufbau ist die regelmäßige Zufuhr der Eiweißbaustoffe (Aminosäuren) in der Nahrung Voraussetzung. Schwere Krankheiten führen zu vermehrtem Eiweißabbau. Auch Cortison wirkt eiweißabbauend (katabol). Deshalb muss für ausreichende Eiweißzufuhr gesorgt sein. Eiweiß ist enthalten in Fleisch, Fisch, Milchprodukten, Eiern sowie in Hülsenfrüchten, in geringerem Umfang auch in Korn und Brot.

  Das tierische Eiweiß hat den Nachteil, dass es meist reichlich Fett und – mit Ausnahme der Milch und Milchprodukte – auch Purine enthält. Purine sind Stoffe, die bei entsprechender Veranlagung zu Gicht führen können.

  Andererseits finden sich im tierischen Eiweiß Aminosäuren, auf die der menschliche Organismus nicht verzichten kann. Aus diesem Grunde ist es sinnvoll, die Eiweißzufuhr je zur Hälfte aus tierischer und pflanzlicher Nahrung zu decken. Beim tierischen Eiweiß muss auf den Fettgehalt geachtet werden (siehe Tabelle 5).

  Der Bedarf an Eiweiß liegt bei etwa 50 g pro Tag.

- Der *Fettverbrauch* liegt in den industrialisierten Ländern viel zu hoch. Das gilt schon für Gesunde, aber noch mehr für Patienten, die langfristig Cortison einnehmen, da Cortison den Blutfettspiegel ansteigen lässt.

  Der Fettkonsum sollte nicht über 70 g pro Tag liegen. Das bedeutet aber, dass man nicht mehr als 30 g Fett als Aufstrich, zum Kochen und für Salate verwenden darf, weil der Rest bereits in den anderen Lebensmitteln versteckt ist.

● **Tab. 5:** Eiweißgehalt verschiedener Nahrungsmittel

50 g Eiweiß sind enthalten in: Nahrungsmittel	Fettgehalt in 100 g
250 g Fleisch	0,8–60 g
290 g Fisch	0,1–15 g*
1,7 l Milch	0,5–3,9 g
335 g Quark	0,3–11,4 g
200 g Käse	2,4–35 g
8 Eiern	pro Ei 6 g (mit sehr hohem Cholesterin- anteil)
150 g Sojamehl	6,7–23,5 g
520 g Linsen, Bohnen oder Erbsen	1,5 g
625 g Brot	1,5 g

* Die Bedeutung des Fischfetts wird im Abschnitt über das Fett besprochen

Während z. B. Wild- und Lammfleisch nur 3 % Fett enthalten, muss man bei der Gans mit 30 % und bei Würstchen mit 50 % Fettanteil rechnen. Fische enthalten zwischen 0,1 % (Schellfisch) und 25 % (Aal) Fett. Der Fettgehalt von Milch, Eiern und Käse wurde bereits im Abschnitt Eiweiß erwähnt. Es kommt hinzu, dass Fett nicht gleich Fett ist. Unser Körper kann mehrfach ungesättigte Fettsäuren besser verarbeiten als gesättigte. Deshalb sollte etwa die Hälfte unseres Fettkonsums aus mehrfach ungesättigten Fettsäuren bestehen. Ihr Anteil an den verschiedenen Fetten und Ölen ergibt sich aus der Tabelle 6.

Nun müssen noch die so genannten *Omega-3-Fette* erwähnt werden, die besonders in Tiefseefischen vorkommen. Im Gegensatz zu anderen Fetten erhöhen sie den Blutfettspiegel nicht, sondern senken ihn sogar. Dadurch wirken sie günstig gegen die Arteriosklerose und – wie neuerdings nachgewiesen werden konnte – auch gegen Entzündungen. Sie werden deshalb speziell Patienten mit entzündlichen Krankheiten empfohlen. Am günstigsten sind Makrele und Lachs, Hering, Sardinen und Kabeljau. Der Cortisonpatient sollte mindes-

● **Tab. 6**: Anteil mehrfach ungesättigter Fettsäuren in verschiedenen Ölen und Fetten

Distelöl	75 %
Erdnußöl	70 %
Baumwollsaatöl	70 %
Sonnenblumenöl	65 %
Maisöl	60 %
Becel-Margarine	60 %
Diät-Margarine	50 %
Olivenöl	8 %
Butter	3 %
Kokosfett	1,4 %

tens dreimal in der Woche Fisch essen. Wer dies tut, braucht keine Fischölkonzentrate einzunehmen; es ist nämlich noch nicht geklärt, ob die dort verwendeten Konzentrationen für den Menschen unbedenklich sind[*].

Die bisher genannten Empfehlungen zusammen führen zu einer *Kalorienreduktion*, die auch der Ausbildung des von vielen Cortisonpatienten gefürchteten »Cushing« vorbeugt. Ob man sich richtig ernährt, zeigt im Übrigen am besten das tägliche Wiegen.

● Cortisonpräparate können in höheren Dosen den Blutdruck erhöhen. Da *Kochsalz* (Natriumchlorid) die Entstehung eines Bluthochdrucks begünstigt, sollten Cortisonpatienten die Salzzufuhr erheblich einschränken. Dabei ist zu beachten, dass viele Lebensmittel bereits Salz enthalten, z. B. Brot und Knabbergebäck, Wurst, Fischwaren, Fertiggerichte. Deswegen braucht das Essen aber nicht fad zu schmecken: Alle pflanzlichen Gewürze sind erlaubt.

● Wenn dem Körper viel Natrium zugeführt wird, kann gleichzeitig ein Mangel an *Kalium* entstehen. Kalium ist das wich-

---

[*] Alle Angaben über die Nährwerte der verschiedenen Nahrungsmittel sind entnommen dem Buch von Prof. Dr. I. Elmadfa u. Mitarb., Institut für Ernährungswissenschaft der Universität Gießen: Die große Nährwerttabelle, Ausgabe 1988/89, Verlag Gräfe und Unzer.

● **Tab. 7:** Kalziumgehalt verschiedener Nahrungsmittel

1000 mg Kalzium sind enthalten in etwa:	
1400 g Magerquark	90 g Emmentaler 45 % Fett!
1000 ml Magermilch	30 g Käse 60 % Fett!
900 g Magerjoghurt	

tigste Mineral für alle Vorgänge in den Zellen. Kaliummangel kann auch zu Störungen der Muskelfunktion und des Herzens führen. Deshalb sollte die Ernährung kaliumreich sein: Obst, speziell schwarze Johannisbeeren, Avocado und Bananen sowie Gemüse und auch Kartoffeln.

* Für den Knochenaufbau ist eine ausreichende Zufuhr von *Kalzium* Voraussetzung. Der gesunde Erwachsene braucht täglich etwa 1000 mg Kalzium. Kalziummangel ist eine der Ursachen für die Entstehung der Osteoporose (siehe S. 22f.); er kann auch zu Nervenstörungen führen.
Cortison behindert die Kalziumaufnahme aus dem Darm und vermehrt die Kalziumausscheidung durch die Niere. Wer langfristig Cortison einnimmt, sollte sich mindestens 1500 mg pro Tag zuführen. In den pflanzlichen Nahrungsmitteln ist nur wenig Kalzium enthalten; beste Kalziumlieferanten sind Milch und Milchprodukte (siehe Tabelle 7). Ihr besonderer Vorteil ist, dass damit auch hochwertiges Eiweiß, ihr Nachteil, dass relativ viel Fett zugeführt wird. Deshalb sollte der Kalziumbedarf zumindest zum Teil durch entsprechende Präparate erfolgen.
* *Vitamin D*, das für die Kalziumaufnahme aus dem Darm verantwortlich ist, darf in der Nahrung nicht fehlen. Das fettlösliche Vitamin ist in nennenswerten Mengen vor allem in Fischen, Leber, Eiern und Margarine enthalten. Zur Osteoporosetherapie sollte es in Medikamentenform genommen werden (800–1000 IE täglich).
* Schließlich sollte auch auf ausreichende Zufuhr von Vitamin C geachtet werden. Es ist vor allem in frischem Obst, Gemüse, Salat enthalten und ist notwendig für die Funktion der Nebennierenrinde.

- Ob das in der Laienpresse sehr viel propagierte *Vitamin E* tatsächlich eine entzündungshemmende Wirkung hat (und somit die Cortisonwirkung unterstützt), ist noch nicht geklärt. Da es in Getreidekeimen, Pflanzenölen und in Blattgemüsen reichlich enthalten ist, wird der Bedarf durch eine vernünftige Ernährung gedeckt.

Zusammenfassung

Für Cortisonpatienten ist eine kalorisch ausgewogene, gemischte und salzarme Ernährung zu empfehlen. Dabei sollten fettarme Milchprodukte sowie Obst und Gemüse einen wichtigen Anteil ausmachen.

Welche Fragen und Probleme haben Patienten mit Cortison?

Jeder Patient, der einer Cortisonbehandlung bedarf, muss sich mit der Problematik dieser Therapie auseinander setzen. Dabei stellen sich ihm immer wieder Fragen, die er allein nicht beantworten kann. Wenn es sich um Probleme seiner Krankheit und ihrer Beeinflussung durch Cortison handelt, so kann diese nur der jeweils behandelnde Arzt beantworten. Dagegen gibt es aber eine Reihe von Fragen, die mehr allgemeiner Natur sind und die immer wieder vorgebracht werden. Solche Fragen und ihre wissenschaftlich begründete Antwort sollen hier folgen.

Gibt es keine Alternative zu Cortison?

Cortison ist das stärkste entzündungshemmende Medikament, über das die Medizin verfügt. Es ist deshalb in all den Fällen, in denen sein Einsatz begründet ist, unersetzlich. Wenn die Behandlung nach modernen Regeln durchgeführt wird, ist Cortison nicht gefährlicher als jedes andere hochwirksame Medikament.

Gibt es nebenwirkungsärmere Cortisonpräparate?

Alle Cortisonpräparate rufen im Organismus die gleichen Wirkungen hervor, erwünschte ebenso wie unerwünschte. Die Vorstellung, dass stärker wirksame Präparate, von denen man eine kleinere Dosis einnehmen muss, weniger unerwünschte Wirkungen haben, ist leider falsch. Auch die Hoffnung, dass einzelne Präparate keine oder weniger Osteoporose hervorrufen, hat sich nicht bestätigt.

Gibt es Präparate, die für einzelne Krankheiten günstiger sind?

Die pharmakologischen Wirkungen aller Cortisonpräparate sind die gleichen, da sie durch im Zellkern gebildete Eiweißkörper vermittelt werden (siehe S. 19). Cortisonpräparate unterdrücken alle entzündlichen Reaktionen, gleich wo sie sich abspielen. Deshalb gibt es weder ein »Asthma-Corticoid« noch ein »Rheuma-Corticoid«.

Ich habe gehört, dass man durch eine einzige Cortison-spritze 4 Wochen beschwerdefrei sein kann. Stimmt das?

Wenn der Patient nur einmal im Monat zum Arzt gehen müsste, um sich eine Injektion geben zu lassen, wäre das für Arzt und Patient eine ideale Lösung. Leider ist diese Form der Cortisontherapie aber gefährlich: Gleich nach der Injektion hat der Patient höhere Blutspiegel, als er eigentlich nötig hat, aber nach 3 Wochen niedrigere als wünschenswert. Das Verhältnis zwischen Wirkung und Nebenwirkung ist also nicht ausgeglichen. Weiter muss nach gehäuften Injektionen mit einer Monate bis Jahre anhaltenden Störung des Nebennierenrindensystems mit allen ihren Risiken für den Patienten (Stressunfähigkeit!) gerechnet werden. Schließlich können durch solche Injektionen Defekte in der Haut und Muskulatur entstehen.

Muss es immer gleich Cortison sein bei Asthma?

Es ist heute erwiesen, dass die Überempfindlichkeit des Bronchialsystems beim Asthma auf einer chronischen Entzündung beruht. Deshalb sind entzündungshemmende Mittel eine Behandlung der Ursache, während die Bronchialerweiterer nur das Symptom Bronchialkrampf beseitigen. Für den chronischen Asthmatiker gilt daher heute die inhalative Cortisonbehandlung als Basistherapie. Sie ist mit weniger Risiken belastet als die ausschließliche Behandlung mit Bronchialerweiterern.

Mein Arzt sagte mir, ich müsse das Cortison auch dann inhalieren, wenn ich gar keine Beschwerden habe. Ist das richtig?

Ja, das ist ganz richtig. Inhalative Cortisonanwendung ist weniger eine Behandlung als vielmehr eine Vorbeugung gegen Asthmaanfälle. Im Anfall selbst wirken diese Präparate nicht; sie haben nämlich eine Anlaufzeit von etwa 14 Tagen. Es ist aber erwiesen, dass unter fortgesetzter inhalativer Therapie die Zahl der Asthmaanfälle erheblich zurückgeht und Notfall-Krankenhauseinweisungen viel seltener werden.

Man soll Cortisontabletten immer frühmorgens einnehmen; werden sie vom leeren Magen vertragen?

Cortison macht zwar – entgegen einer weit verbreiteten Meinung – keine Magengeschwüre, aber alle Tabletten sind im leeren Magen unfreundlich. Deshalb empfehlen wir, die Cortisontabletten mit einem Schluck Milch oder einem Löffel Joghurt einzunehmen.

Wann soll man Cortison bei Reisen mit Zeitverschiebung einnehmen?

Der zirkadiane Rhythmus der Cortisolbildung (siehe S. 18f.) entspricht einem angeborenen Biorhythmus, der allerdings vom Tageslicht synchronisiert wird.

Reist man in ein Land mit *12 Stunden Zeitunterschied*, also z. B. nach Australien, passt sich der biologische Rhythmus erst allmählich an. Handelt es sich nur um einen kurzen Aufenthalt, so empfiehlt es sich, den alten Rhythmus beizubehalten. Ist jedoch ein längerer Aufenthalt vorgesehen, sollte man sofort auf die morgendliche Einnahme entsprechend der Ortszeit übergehen.

Bei *kleinen Zeitverschiebungen*, z. B. Ostküste Amerikas, kann man sofort die morgendliche Einnahme entsprechend der örtlichen Zeit aufnehmen.

Wie lange kann man Cortison unbedenklich einnehmen?

Bei chronischen Krankheiten muss die Cortisonbehandlung so gut wie immer als Langzeittherapie durchgeführt werden. Das Risiko ist weniger von der Zeitdauer als vielmehr von der langfristig verabreichten Dosis abhängig. Es ist minimal, wenn es gelingt, auf eine Dosis von 5 mg oder weniger Prednison pro Tag zu kommen.

Bei Kindern wird empfohlen, Cortisontabletten nur jeden zweiten Tag einzunehmen. Warum macht man das beim Erwachsenen nicht auch?

Bei Kindern, die einer Langzeit-Cortisonbehandlung bedürfen, wird die alternierende Behandlung (jeden zweiten Tag morgens die für 48 Stunden notwendige Dosis) bevorzugt, weil dadurch das Wachstum bei Kindern nicht behindert wird. Auch beim Erwachsenen hätte diese Therapieform Vorteile, insbesondere für die Schonung der Nebennierenrindenfunktion, allerdings leider nicht gegen die Osteoporose. Die alternierende Anwendung ist bei den hochentzündlichen und schmerzhaften Krankheiten nicht brauchbar, weil die Wirkung nicht lange genug anhält. Beim Asthma wird sie teilweise empfohlen in Kombination mit der inhalativen Therapie. Bei sehr chronischen, nicht schmerzhaften Krankheiten, wie z. B. bei der Sarkoidose, Lungenfibrose, bei Blutkrankheiten sowie manchen Hauterkrankungen, hat sie sich aber bewährt. Die Frage muss also im Einzelfall entschieden werden.

Ist die Osteoporose unvermeidbar?

Da die »Cortison-Osteoporose« nie allein vom Cortison herrührt (siehe S. 22f.), muss vor jeder Langzeitbehandlung das individuelle Risiko abgeklärt und es müssen präventive Maßnahmen eingeleitet werden (siehe S. 40f.). Wird dies alles richtig und konsequent ausgeführt, sind Knochenschäden vermeidbar.

Braucht jeder Cortisonpatient einen Ausweis?

Da Patienten mit gestörter Nebennierenrindenfunktion bei Stresssituation gefährdet sind (siehe S. 21), sollten sie stets einen Corticoid-Ausweis mit sich führen, damit ein evtl. zugezogener Notarzt sofort informiert ist. Dieser Ausweis (kostenlos erhältlich bei Firma Merck in 64271 Darmstadt) enthält im übrigen auch Empfehlungen für das Vorgehen in solchen Situationen.

Einen Corticoid-Ausweis benötigen:
• alle Patienten mit Nebennierenrinden-Insuffizienz, gleich welcher Ursache,

- Patienten, die langfristig mit Dosen über 5 mg Prednison pro Tag behandelt werden, die abends ein Cortisonpräparat einnehmen, und alle, die ein länger wirkendes Präparat verordnet bekommen haben.

Keinen Corticoid-Ausweis brauchen:
- Patienten, die 5 oder weniger mg Prednison pro Tag oder die entsprechende Menge eines anderen kurz wirkenden Präparats jeweils morgens auf einmal einnehmen,
- alle Patienten, die nur mit örtlich wirkenden Präparaten behandelt werden.

Warum, woher, wieso Angst vor Cortison?

Die Befolgung ärztlicher Empfehlungen

Jahrhundertelang sind die Ärzte davon ausgegangen, dass Patienten, die ihren Rat suchen, diesen auch befolgen. Zahlreiche in den letzten Jahren durchgeführte Untersuchungen belegen jedoch eindeutig, dass dies keineswegs der Fall ist. Das betrifft nicht nur Empfehlungen für eine vernünftige Ernährung, über die Gefahren von Alkohol und Rauchen, sondern auch die Medikamente.

Man kann davon ausgehen, dass etwa die Hälfte der Patienten verordnete Medikamente nicht oder nicht verordnungsgerecht einnimmt und dass ein weiteres Viertel das Medikament falsch anwendet. Die Wissenschaft hat für dieses Nichtbefolgen ärztlicher Empfehlungen einen Fachausdruck gefunden: Non-Compliance. Sofern es sich lediglich um Mittel gegen Befindlichkeitsstörungen handelt, etwa Kopfschmerzen, oder um Krankheiten, die auch ohne Medikamente ausheilen, ist das nicht weiter schlimm. Gefährlich kann es aber werden, wenn es sich um ernsthafte Krankheiten handelt oder solche, die zu nicht mehr behebbaren Gesundheitsschäden oder gar zum Tode des Betroffenen führen können. Mehrere Untersuchungen haben gezeigt, dass etwa 20 % der Krankenhausaufnahmen nur deswegen notwendig sind, weil die Patienten die verordneten Medikamente nicht oder nicht richtig eingenommen haben. Diese

Tatsachen haben vielfältige Hintergründe, die speziell am Thema der Cortisontherapie aufgezeigt werden sollen.

Die Entstehung der Cortisonangst

In der Anfangszeit der Cortisonära, als die Kunde von dem neuen »Wundermittel« um die Welt ging, war es schwierig, einem Patienten dieses Medikament vorzuenthalten, und noch schwieriger, eine einmal begonnene Behandlung abzubrechen. Die Patienten verlangten »das einzig wirksame Mittel«, und Hinweise auf Risiken und Gefahren fruchteten nicht. Nicht wenige Patienten sagten: Das habe schließlich *ich* zu verantworten.

Heute dagegen ist die Verordnung eines Cortisonpräparats »Schwerarbeit«, wie es ein erfahrener Hausarzt einmal formuliert hat. Viele Patienten haben nämlich Angst und reagieren auf die Verordnung eines Cortisonpräparats – je nach Temperament – von »Bitte kein Cortison« über »Muss das wirklich sein?« bis zu »Cortison nehme ich auf keinen Fall«. Daran ändert nichts, dass es viele Kranke gibt, die sagen: »Ohne Cortison würde ich nicht mehr leben.«

Die Verbreitung der Cortisonangst

Erst seit kurzem gibt es Untersuchungen, wie viele Menschen wirklich Angst vor Cortison haben.

Von 200 Frauen, die aus ganz unterschiedlichen Gründen in eine Mutter-Kind-Kur kamen, hatten 22 noch nie etwas von Cortison gehört. 117 hatten schon eigene Erfahrungen (davon 72 an sich selbst und 45 an den Kindern), allerdings überwiegend mit cortisonhaltigen Salben.

Von diesen Frauen hatten 30 % keine Vorbehalte gegen eine evtl. notwendige Cortisontherapie, und 70 % äußerten ängstliche Bedenken.

Die Befragung von 1409 Patienten, die aus ganz unterschiedlichen Gründen 15 in der Schweiz niedergelassene Ärzte aufsuchten, über ihre Einstellung zu Cortison ergab: 52 % äußerten Bedenken, 27 % hatten Zweifel, und nur 7 % äußerten keine Einwände gegen eine evtl. notwendige Cortisonbehandlung.

Von 66 Asthmakranken, die in eine Asthma-Rehabilitationsklinik aufgenommen wurden, gaben dagegen nur 10 % an, dass sie Angst vor Cortison haben.

Diese drei Untersuchungen erlauben Rückschlüsse auf die Hintergründe der Cortisonangst, was in den nächsten Kapiteln besprochen wird.

Schließlich sei noch erwähnt, dass das seit 1983 bestehende Cortison-Informationszentrum in Frankfurt (Adresse S. 64) pro Jahr 2000–3000 Anfragen von verängstigten Patienten beantwortet.

Die Ursachen der Cortisonangst

Die Angst vor Cortison ist ein komplexes Problem, in das neben einem gewissen Trend auch viele sehr individuelle Faktoren eingehen.

Eine Untersuchung aus der Schweiz zeigt, dass die Cortisonangst eingebettet ist in eine *allgemeine Medikamentenangst,* wobei freilich das Cortison eine »Spitzenstellung« einnimmt. Eigentümlicherweise ist die Angst vor Arzneimitteln viel größer als diejenige vor operativen Eingriffen, obwohl diese ja mit viel höheren Risiken belastet sind. Man kann dieses Phänomen nur mit dem veränderten Verhältnis der Menschen zur naturwissenschaftlichen Medizin und mehr noch zur »Chemie« erklären. Der Skepsis gegenüber dem nach wissenschaftlichen Gesichtspunkten arbeitenden Arzt steht eine Art Urvertrauen auf »das Natürliche« gegenüber. Nicht wenige Menschen ziehen heute das Wissen, die Sorgfalt, ja sogar die Kompetenz des Arztes in Zweifel, während sie sich unbedenklich einem so genannten Naturheiler anvertrauen.

Fast alle Patienten mit chronischen Krankheiten haben einmal einen Heilpraktiker aufgesucht. Wenn auch seine therapeutischen Empfehlungen meist wenig genutzt haben, so bleibt doch nicht selten seine Warnung vor wirksamen Medikamenten, die er als gefährlich bezeichnet, in Erinnerung.

Dieser Prozess kam nicht von ungefähr: Die rasante Entwicklung von hochwirksamen Arzneimitteln in den letzten Jahrzehnten ließ viele *Ärzte* vergessen, dass eine nicht geringe Zahl von Krankheiten auch alleine abheilt und dass man die subjektiven Beschwerden des Patienten oft mit ganz harmlosen Mitteln bessern kann; man denke nur an warme Auflagen, Eisbeutel, Wickel, Umschläge, Spülungen und dergleichen. Sicher nicht selten haben Ärzte mit »Kanonen auf Spatzen« geschossen. Betrüblicherweise waren unter diesen Kanonen einige, die regelrechte Katastrophen ausgelöst haben und vom Markt zurückgezogen werden mussten. Eine gewisse Presse hat das weidlich ausgeschlachtet und in Schauermeldungen publik gemacht. In allen diesen Berichten wird immer nur von den Arzneimittelschäden geschrieben, kaum je von der Schwere der Krankheit und dass mancher Todesfall nicht wegen, sondern trotz der Behandlung eingetreten ist. Auch spricht diese Presse kaum von den schimmen Folgen durch unterlassene oder ungenügende Behandlung. So entstand in der Bevölkerung durch Verallgemeinerung von Einzelfällen ein einseitiges negatives und völlig undifferenziertes Bild vieler wichtiger Arzneimittel, nicht zuletzt des Cortison.

Zweifelsfrei sind die *Medien* wesentlich an der Verbreitung der Cortisonangst beteiligt. Wie könnte es sonst sein, dass – wie die erwähnten Befragungen zeigen – 70 % der Menschen, die selbst nie Cortison genommen haben und kaum wissen, was Cortison ist, Angst vor diesem Medikament haben. Und dass andererseits von den Asthmakranken, die alle schon in irgendeiner Form mit Cortison behandelt worden sind, nur 10 % Ängste äußern.

Viele Patienten, denen ein Medikament verordnet wurde, nehmen es nicht ein, wenn sie unvorbereitet den *Beipackzettel* (auch Waschzettel genannt) gelesen haben. Wie die Erhebungen zeigen, lesen fast alle Patienten diese Informationen; in der Fernsehwerbung wird ja auch tagtäglich darauf hingewiesen. Etwa 80 % der Frauen in Mutter-Kind-Kuren sagten, dass sie sich durch diese Zettel verunsichert fühlen. Das liegt daran, dass nach deutschem Gesetz alle nur möglichen unerwünschten Wirkungen aufgezählt werden müssen. Das geschieht – wohl aus Platzmangel – ohne jeden Hinweis auf die Häufigkeit, die Schwere, die Rückbildungsfähigkeit dieser Nebenerscheinungen, aber auch ohne Erklärung, dass diese unerwünschten

Wirkungen ganz maßgeblich von der Dosis und Dauer der Therapie beeinflusst werden. Auch wird die Abhängigkeit mancher unerwünschter Wirkungen von Lebensgewohnheiten des Patienten (z. B. Alkohol, Rauchen) nicht erwähnt. Dagegen steht kein Wort in diesen Informationen, welche positiven Wirkungen das Medikament auf die entsprechenden Krankheiten hat. Bei dieser Situation ist es wirklich kein Wunder, dass viele Patienten nach Lektüre des Beipackzettels die Meinung haben, die vorgesehene Behandlung sei gefährlicher als ihre Krankheit.

Diese Sorge trifft natürlich in erster Linie den unvorbereiteten Patienten, und daran haben zweifellos die *behandelnden Ärzte* Schuld: Man kann ein Cortisonpräparat nicht wie ein Kopfwehpulver verschreiben! Natürlich bleibt im hektischen Alltagsbetrieb, der in den meisten Praxen herrscht, kaum Zeit zu einem ausführlicheren Gespräch über die Krankheit, die Möglichkeiten der Behandlung und schon gar nicht für eine Aufklärung über die Chancen und Grenzen der Cortisontherapie. Wenn der Arzt dann dem Patienten gegenüber nicht verständliche Fachausdrücke verwendet, wird es noch schlimmer. Denn es ist eine weit verbreitete Patientenmeinung: Wenn der Doktor lateinisch redet, bedeutet das, dass mein Fall gefährlich, ja sogar aussichtslos ist.

Es kommt hinzu, dass – wie ebenfalls eine jüngst durchgeführte Untersuchung zeigte – das meiste, was der Arzt gesagt hat, beim Verlassen der Praxis schon vergessen ist. Denn nicht nur der Doktor ist hin und wieder hektisch, sondern der Patient in Erwartung des »Schicksalsspruchs« stark erregt.

Schließlich haben nicht alle Ärzte genügend Erfahrung mit der Cortisontherapie, oder sie sind auch selbst ängstlich. Daher kommt es gar nicht selten vor, dass ein Arzt ohne lange Diskussion mit dem Patienten auf seiner Karteikarte vermerkt: »Patient verweigert Cortison.«

Aber auch das ist nicht unbedingt die Schuld des einzelnen Arztes. Zumindest die ältere Generation hat in ihrer langen Ausbildung niemals gelernt, wie man Patientengespräche führt und wie man ängstliche Patienten betreuen muss. Und es darf schließlich auch gesagt werden, dass diese zeitaufwendige Tätigkeit von den Krankenkassen nicht honoriert wird.

Zum Umgang mit der Cortisonangst

Von 178 Frauen in Mutter-Kind-Kuren äußerten 177 den Wunsch, dass sie ihr Arzt mehr und besser informiere, als dies bisher geschehen ist. Tatsächlich stammen – wie die Schweizer Erhebungen zeigen – die Cortisoninformationen nur zu 15 % vom Arzt und zu 6 % vom Apotheker, dagegen zu 55 % vom Hörensagen oder aus der Presse!

Aufklärung durch den behandelnden Arzt

Patienteninformation und Patientengespräche müssen also mehr als bisher in die ärztliche Tätigkeit integriert werden. Dazu gehören neben der immer schon üblichen Erläuterung der Diagnose und der Prognose auch die der therapeutischen Möglichkeiten. Dabei sollte auch eine Risikoabwägung vorgenommen werden. Das bedeutet, dass dem Patienten erklärt werden muss, welche Risiken die verschiedenen Therapieverfahren haben, aber ebenso auch, was passieren kann, wenn die Krankheit nicht so behandelt wird, wie es heute möglich ist. Nur der wirklich ausreichend informierte Patient kann eine Entscheidung über das von ihm bevorzugte Vorgehen treffen. Eine solche Diskussion ist bei geplantem Einsatz von Cortison von ganz besonderer Bedeutung, weil dieses Medikament ja nur bei ernsthaften Krankheiten verordnet wird und seine Nichtanwendung für den Patienten unter Umständen verheerende Folgen haben kann (siehe S. 87). Die Vielzahl der möglichen erwünschten wie unerwünschten Wirkungen der Cortisonpräparate machen es unmöglich, dass das alles bei einem *Sprechstundenbesuch* besprochen werden kann. Da Cortisonpatienten in jedem Falle regelmäßig überwacht werden müssen (siehe S. 41), sollten die Gespräche kontinuierlich fortgesetzt werden. Die Überreichung einer Broschüre ersetzt diese Gespräche nicht, weil viele Patienten auch eine vermeintlich laiengerechte Darstellung nicht verstehen und weil auch während der Lektüre Fragen auftreten, die einer individuellen Beantwortung bedürfen.

Da Psychologen schon lange wissen, dass Einzelgespräche zwischen Arzt und Patient weniger wirksam sind als *Gruppengespräche*, haben sich in der letzten Zeit viele Ärzte entschlossen, ihre Patienten mit der gleichen Krankheit oder mit der gleichen Behandlung zu regelmäßigen Gesprächen zusammenzuführen. Der einzelne Patient erfährt so, dass nicht nur er Probleme mit seiner Krankheit und mit deren Therapie hat, sondern dass es anderen geradeso geht. Das erleichtert ihm seine Situation. Auch bekommt manch einer Ratschläge von Mitpatienten, die er nicht ganz selten höher einschätzt als die Empfehlungen seines Arztes. Schließlich sind auch in jeder Gruppe ein paar Optimisten, die die Pessimisten mitreißen können.

Viele Ärzte machen diese Gruppenarbeit an ihrem freien Nachmittag oder auch am Samstag.

In zunehmendem Maße schließen sich aber auch am gleichen Ort tätige Ärzte derselben Fachgruppe zusammen und machen diese *Schulung* für ihre Patienten gemeinsam, sodass der einzelne Arzt nicht jede Woche auf seinen freien Tag verzichten muss. Dieses Vorgehen hat sich ganz besonders bei Asthma- und Rheuma-Ärzten bewährt, die ja die überwiegende Mehrzahl aller Cortisonpatienten betreuen.

Schließlich gibt es auch programmierte, wissenschaftlich überprüfte Schulungskurse für spezielle Patientengruppen. Das wird auf S. 60ff. besprochen.

Aufklärung allein genügt nicht

Aus allem, was bisher über die Cortionsangst gesagt wurde, geht hervor, dass ihre Wurzel einmal im ungenügenden Wissen über dieses Mittel und auch in der verständlichen Unfähigkeit des Nichtfachmannes begründet ist, Gehörtes oder Gelesenes auf seine Richtigkeit zu überprüfen. Zum anderen aber ist diese Angst irrational, d. h. dem logischen Zugang verschlossen. Kenntnisse und Wissen können Ärzte dem Patienten vermitteln, irrationale Angst kann man aber nicht mit rationalen Argumenten verscheuchen. Hier muss zwischen dem behandelnden Arzt und seinem Patienten eine ganz persönliche Vertrauensbasis entwickelt werden, die zu einem Therapiebündnis führt. Das bedeutet, dass der Arzt dem Patienten keine Therapie »verordnen« und ihn auch nicht dazu überreden darf. Der Patient soll nach entsprechenden Gesprächen mit der vorgesehenen Behandlung einverstanden sein und diese mittragen.

Nur dann ist die richtige Durchführung der Behandlung im Interesse des Kranken gesichert, und der Patient kann bei der Überwachung der Therapie sehr aktiv mitwirken.

Natürlich hat jeder Patient, der sich in die Behandlung eines Arztes begibt, zunächst ein primäres Vertrauen. Das *vertrauensvolle Therapiebündnis* setzt aber mehr voraus, nämlich Gespräche. Gespräch heißt aber reden und zuhören. Das bedeutet, dass nicht nur der Arzt den Patienten informiert, sondern dass auch der Patient seine Vorstellungen über die Krankheit und ihre Behandlung einbringen kann. Für den naturwissenschaftlich ausgebildeten Arzt ist es natürlich oft sehr schwierig, die Sichtweise des Patienten zu akzeptieren. Das wissen auch die meisten Patienten und sind deshalb schon zufrieden, wenn der Arzt ihre Ideen anhört und mit ihnen darüber redet. Und ganz plötzlich sitzen beide in einem Boot: Das Therapiebündnis ist entstanden. Natürlich müssen diese Gespräche während der ganzen Behandlung fortgeführt werden, wobei der Patient immer wieder die Möglichkeit haben muss, seine Bedenken, Sorgen, Ängste, aber auch Wünsche einzubringen. Bei entsprechender Vertrauensbasis müsste dies alles leicht möglich sein und keinen der beiden Partner überfordern.

Die Patientenschulung

Seit 2 Jahrzehnten hat sich die Erkenntnis durchgesetzt, dass Patientenschulung ein unverzichtbarer Bestandteil der Betreuung chronisch Kranker ist. Ihr Ziel ist, den chronisch Kranken in die Lage zu versetzen, seine Krankheit und die damit verbundenen Belastungen eigenständig zu bewältigen. Die ersten Erfahrungen mit der Patientenschulung wurden bei Diabeteskranken gemacht, es folgten Schulungsprogramme für Asthmapatienten und für solche, die an rheumatischen Krankheiten leiden. Erste Versuche finden auch für Neurodermitiskranke statt.

Rheumaschulung
In den letzten Jahren wurden von der Deutschen Gesellschaft für Rheumatologie zusammen mit der Deutschen Rheuma-Liga und unterstützt durch die Pharmafirma Merck (Darmstadt) standardisierte Schulungsprogramme entwickelt. Derzeit ste-

hen solche für die chronische Polyarthritis, die *Bechterewsche Krankheit*, den systemischen Lupus erythematodes und verwandte Krankheiten, die Fibromyalgie und für rheumatische Krankheiten im Kindes- und Jugendalter zur Verfügung. Diese Schulungen können demnach im gesamten Bundesgebiet in einheitlicher Form durchgeführt werden. Dazu stehen umfangreiche Unterlagen mit Bildmaterial zur Verfügung.

Ziel dieser Schulungen ist einmal Wissensvermittlung über die jeweilige Krankheit und ihre Behandlung, wobei die Information über Cortison eine wichtige Rolle spielt. Die Schulung wird in kleinen Gruppen (etwa 10 Patienten) durchgeführt und umfaßt 6 Stunden à 90 Minuten. Diese Kurse werden interdisziplinär ausgerichtet, d.h., dass neben Ärzten auch Psychologen und Pädagogen, Krankengymnasten und Ergotherapeuten beteiligt sind. Sie alle müssen für diese Aufgabe speziell geschult werden (wofür es ebenfalls umfangreiche Unterlagen gibt).

In der kleinen Gruppe gleich Betroffener kommt es zum Erfahrungsaustausch zwischen den Patienten, und es entwickelt sich eine Gruppendynamik. Der geschulte Patient versteht seine Krankheit besser und lernt mit ihr zu leben. Er erfährt, dass eine chronische Krankheit im Prinzip nicht heilbar ist, dass aber viel für eine verbesserte Lebensqualität getan werden kann. Dabei spielen natürlich die Medikamente eine wichtige Rolle. Aus der Beteiligung von Nichtärzten an dieser Schulung lernt der Patient aber auch, dass es viele andere Möglichkeiten gibt, seinen Krankheitszustand zu verbessern. Sehr wichtig ist dabei die Rolle des Psychologen, der dem Patienten hilft, seine Krankheit zu akzeptieren und mit ihr zu leben. Schließlich werden durch diese Schulungen oftmals eingefrorene eigene Vorstellungen über die Ursache, den Verlauf und die Beeinflussbarkeit der Krankheit relativiert.

Diese Schulungen werden an Rheumakliniken, Krankenhäusern mit Rheumaabteilungen, Rehabilitationskliniken und in zunehmendem Maße von niedergelassenen Rheumatologen durchgeführt. Häufig ist die jeweilige örtliche Rheuma-Liga der Organisator. Die Anschriften der verschiedenen Landesverbände finden sich auf S. 64ff.

Die *Ergebnisse solcher Schulungen* konnten in der Zwischenzeit bereits bewertet werden.

Von 216 Patienten mit *chronischer Polyarthritis* wurde 96 der traditionelle Arztvortrag gehalten, und 120 Kranke nahmen an einer strukturierten Schulung teil.

Nach einem Jahr ergaben sich bei den geschulten Patienten gegenüber denen, die nur einen Vortrag gehört hatten, signifikante Änderungen:

- erheblich verbessertes Wissen über die Krankheit,
- deutlich bessere Einhaltung des Behandlungsplans und der erforderlichen Kontrolluntersuchungen,
- gesteigerte Selbsteffizienz und Selbsthilfeaktivität,
- verbesserte Schmerzbewältigung und verminderte Schmerzangabe,
- verringerte Arbeitsunfähigkeitstage und verbesserte Berufsprognose,
- insgesamt Kosteneinsparung.

Asthma-Schulung

Die Schulung von Asthmakranken – sie wird vielfach auch als Patiententraining bezeichnet – wurde von der Deutschen Gesellschaft für Pneumologie und der deutschen Atemwegsliga strukturiert. Sie wird, ähnlich wie die Rheumaschulung, an Asthmakliniken, Krankenhäusern mit dem Schwerpunkt Lungenerkrankungen, an Rehabilitationszentren und in zunehmendem Maße in den Praxen von niedergelassenen Pneumologen durchgeführt. An vielen Stellen wird ein spezielles Trainingsprogramm für asthmakranke Kinder und deren Eltern angeboten. Informationen vermittelt die deutsche Atemwegsliga (Adressen siehe S. 66f.).

Die Schulung vermittelt Kenntnisse über die Krankheitslehre, die gebräuchlichen Medikamente, insbesondere Cortison, die physikalische Therapie und die Verhaltenspsychologie. Daneben werden spezielle Fähigkeiten vermittelt und geübt, wie Inhalationstechnik mit Dosieraerosol, Pulverinhalator, Hygiene der Geräte und die Peak-Flow-Messung. Schließlich spielen beim Asthma – mehr noch als bei den rheumatischen Krankheiten – Akzeptanz und verbesserter Umgang mit der Krankheit, Selbstkontrolle und Selbsthilfe sowie Integration in Familie und Beruf eine große Rolle. Deshalb muss die Schulung nicht nur von Ärzten durchgeführt werden; zum Team gehören

Psychologen, Krankengymnasten, Ergo- und Asthmatherapeuten sowie Asthmaberater bzw. Pädagogen. Für diese Schulungen gibt es strukturierte und wissenschaftlich überprüfte Programme.

Wissenschaftliche Analysen ergaben, dass sich im Gefolge einer entsprechenden Schulung *folgende Veränderungen* ergeben:

- verbesserte Kenntnis über die Krankheit und ihre Behandlung,
- günstigerer Verlauf der Krankheit,
- Verringerung der Todesfälle an Asthma,
- Rückgang der Krankenhaus- und Notfalleinweisungen,
- Verminderung der Arbeitsfähigkeits- bzw. Schulfehltage,
- verbesserte Lebensqualität,
- deutliche Kosteneinsparung.

Wo findet ein verunsicherter Patient Hilfestellung?

- Die erste Anlaufstelle ist selbstverständlich immer der behandelnde *Hausarzt oder Facharzt*, weil nur er den Patienten, dessen Krankheit und seine Einstellung dazu kennt.
- Für die telefonische oder schriftliche Beantwortung allgemeiner Fragen über Cortison, aber natürlich nicht für individuelle Beratung, steht das *Cortison-Informationszentrum* in 65929 Frankfurt/Main, Bolongarostr. 82 zur Verfügung. Telefonische Anfragen unter der Nummer 069/31 40 53 27, nur Mittwoch von 13–17 Uhr.
- Sehr hilfreich sind erfahrungsgemäß die *Selbsthilfegruppen,* die es für fast alle Krankheiten, die einer länger dauernden Cortisontherapie bedürfen, an allen größeren Orten gibt. Auskünfte erteilen die Zentralen sowie jeweiligen Landesverbände (siehe Tabellen).
- Wer an einer *Schulung* teilnehmen möchte, wende sich ebenfalls an die jeweilige Selbsthilfeorganisation oder an PCM, Wormser Str. 81 in 55276 Oppenheim.

Selbsthilfegruppen für rheumatische und Systemkrankheiten

Deutsche Rheuma-Liga Bundesverband e. V.
Maximilianstraße 14
53111 Bonn
Tel.: 02 28/7 66 06-0,
Fax: 02 28/7 66 06-20
E-Mail: drl.bv@t-online.de

**Rheuma-Liga
Baden-Württemberg e. V.**
Kaiserstr. 16
76646 Bruchsal
Tel.: 0 72 51/91 62-0,
Fax: 0 72 51/91 62-62,
E-Mail: Rheuma-Liga_BW@
t-online.de

Deutsche Rheuma-Liga Bayern e. V.
Fürstenrieder Straße 90
80686 München
Tel.: 0 89/54 61 48 90
Fax: 0 89/54 61 48 95

Deutsche Rheuma-Liga Berlin e. V.
Am Kleinen Wannsee 5
14109 Berlin
Tel.: 0 30/8 05 40 16
Fax: 0 30/8 05 62 93

Deutsche Rheuma-Liga Brandenburg e. V.
Thiemstraße 124 (AOK)
03050 Cottbus
Tel.: 03 55/4 77 60, -4 77 63 72,
-4 77 63 73
Fax: 03 55/4 77 61 56

Deutsche Rheuma-Liga Bremen e. V.
Bgm.-Smidt-Str. 95
28195 Bremen
Tel.: 04 21/1 76 14 29
Fax: 04 21/1 76 17 17

Deutsche Rheuma-Liga Hamburg e. V.
Friedrichsberger Str. 60, Hs. 21
22081 Hamburg
Tel.: 0 40/2 00 51 70
Fax: 0 40/2 00 50 10

Deutsche Rheuma-Liga Hessen e. V.
Hegarstr. 12
60529 Frankfurt/M.
Tel.: 0 69/35 74 14
Fax: 0 69/35 35 35 23

Deutsche Rheuma-Liga Mecklenburg-Vorpommern e. V.
„Gemeinsames Haus" Rostock
Henrik-Ibsen-Str. 20
18106 Rostock
Tel.: 03 81/7 69 68 07
Fax: 03 81/7 69 68 08

Rheuma-Liga Niedersachsen e. V.
Kurt-Schumacher-Str. 14
30159 Hannover
Tel.: 05 11/1 33 74
Fax: 05 11/1 59 84
E-Mail: Rheuma-Liga.Nds@
t-online.de

Deutsche Rheuma-Liga Nordrhein-Westfalen e. V.
III. Hagen 37
45127 Essen
Tel.: 02 01/8 27 97-0,
Fax: 02 01/8 27 97-27
E-Mail: DRL_NRW e.V._@
t-online.de

Deutsche Rheuma-Liga Rheinland-Pfalz e. V.
Kurhausstr. 5
55543 Bad Kreuznach
Tel.: 06 71/3 53 80
Fax: 06 71/4 50 62

Deutsche Rheuma-Liga Saar e. V.
Schmollerstr. 2b
66111 Saarbrücken
Tel.: 06 81/3 32 71,
Fax: 06 81/3 32 84
E-Mail: DRL.SAAR@t-online.de

Deutsche Rheuma-Liga Sachsen e. V.
Willmar-Schwabe-Str. 2–4
04109 Leipzig
Tel.: 03 41/1 21 21 46/7
Fax: 03 41/1 21 21 43

Deutsche Rheuma-Liga Sachsen-Anhalt e. V.
Wolfgang-Borchert-Str. 75–77
06126 Halle/Saale
Tel.: 03 45/6 95 15-15
Fax. 03 45/6 95 15-15

Deutsche Rheuma-Liga Schleswig-Holstein e. V.
Melanchthonstr. 31
24114 Kiel
Tel.: 04 31/6 17 77
Fax: 04 31/67 19 77

Deutsche Rheuma-Liga Thüringen e. V.
Am Eichberg
07407 Etzelbach
Tel.: 03 67 42/6 52 50, -6 52 51,
-6 52 52
Fax: 03 67 42/6 52 55

Initiative für das rheumakranke Kind
c/o PCM
Wormser Str. 81
55276 Oppenheim
Tel.: 0 61 33/20 33
Fax: 0 61 33/20 24

Rheuma-Forum e. V.
Kontakt-, Informations-, Bera-
tungs- und Unterstützungsstelle
verbandsunabhängiger Rheuma-
Selbsthilfegruppen
Friedrich Thiemann,
Postfach 13 08, 71536 Murrhardt
Tel.: 0 71 92/90 05 70
Fax: 0 71 91/90 05 73

**Arbeitskreise Vaskulitis, Lupus
Erythematodes, Wegnersche
Granulomatose,**
Elternkreise rheumakranker Kinder und Jugendlicher
sowie Clubs junger Rheumakranker
Auskünfte beim Bundesverband
und bei den Landesverbänden
der Rheuma-Liga

**Lupus Erythematodes Selbsthilfe-
gemeinschaft e. V.**
Ottostr. 15
42289 Wuppertal
Tel. und Fax: 02 02/55 92 94

**Deutsche Vereinigung Morbus
Bechterew e. V.**
Metzgergasse 16
97421 Schweinfurt
Tel.: 0 97 21/2 20 33
Fax: 0 97 21/2 29 55

**Sklerodermie Selbsthilfegruppe
e. V.**
Friedhofstr. 16
74076 Heilbronn
Tel.: 0 71 31/16 16 56
Fax: 0 71 31/16 16 57

Sklerodermie Liga e. V.
Kelterstr. 23
76227 Karlsruhe
Tel.: 07 21/40 48 44
Fax: 07 21/9 41 55 15

**SHG »Wegenersche Granulomato-
se«**
Postfach 13 08
71536 Murrhardt
Tel.: 0 71 92/90 05 70
Fax: 0 71 92/90 05 73

Deutsche Arthrosenhilfe e. V.
Postfach 11 05 51
60040 Frankfurt/M.
Tel.: 0 68 31/63 24

Selbsthilfegruppen für Allergie, Asthma, chronische Bronchitis und Hautkrankheiten

**Deutscher Allergie- und Asthma-
bund e. V.**
Hindenburgstr. 110
41061 Mönchengladbach
Tel.: 0 21 61/1 02 07
Fax: 0 21 61/81 49 94 30

**Patientenliga
Atemwegserkrankungen e. V.*)**
c/o PCM
Wormser Str. 81
55276 Oppenheim
Tel: 0 61 33/35 43
Fax: 0 61 33/20 24

---

*) Dort auch Auskunft über die Ligen in den einzelnen Bundesländern.

Deutsche Atemwegsliga e. V.
Geschäftsstelle
Annegret Schmidtke
Burgstraße 12
33175 Bad Lippspringe
Tel.: 0 52 52/95 45 05
Fax: 0 52 52/95 45 06

Dr. med. Uta Butt
Obergasse 26b
61203 Dorn-Assenheim
Tel.: 0 60 35/8 91 90
Fax: 0 60 35/8 91 96
E-Mail: Atemwegsliga.U.Butt@t-online.de

Allergie- und umweltkrankes Kind e. V.
Westerholter Straße 142
45892 Gelsenkirchen
Tel.: 02 09/3 05 30

Arbeitsgemeinschaft Allergiekrankes Kind
Hilfen für Kinder mit Asthma,
Ekzem oder Heuschnupfen
(AAK) e. V.
Nassaustr. 32
35745 Herborn
Tel.: 0 27 72/92 87-0
Fax: 0 27 72/92 87-48

Deutsche Haut- und Allergiehilfe e. V.
Gotenstr. 164
53175 Bonn
Tel.: 02 28/36 79 10
Fax: 02 28/3 67 91 90

Bundesverband Neurodermitiskranker in Deutschland e. V.
Jürgen Pfeifer
Oberstraße 171
56135 Boppard
Tel.: 0 67 42/8 71 30
Fax: 0 67 42/27 95

Deutscher Neurodermitiker Bund e. V.
Spaldingstr. 210
20097 Hamburg
Tel.: 0 40/23 08 10
Fax: 0 40/23 10 08

Selbsthilfegruppen für verschiedene Krankheiten

Deutsche Myasthenie Gesellschaft e. V.
Langemarckstr. 106
28199 Bremen
Tel.: 04 21/59 20 60
Fax: 04 21/50 82 26

Deutsche Sarkoidose-Vereinigung e. V.
Bundesverband
Uerdinger Str. 43
40668 Meerbusch
Tel. und Fax: 0 21 50/73 60

Bundesverband der Organtransplantierten e. V.
Martin Franke, Herr Plätschke
Unter den Ulmen 98
47137 Duisburg
Tel.: 02 03/44 20 10
Fax: 02 03/44 21 27

Verband Organtransplantierter Deutschlands e. V.
Wielandstraße 28
32545 Bad Oeynhausen
Tel.: 0 57 31/79 21 81 und 79 21 74
Fax: 0 57 31/79 21 82

Selbsthilfegruppe Lebertransplantierter e. V.
Karlsbader Ring 28
68782 Brühl
Tel.: 0 62 02/70 26 13
Fax: 0 62 02/70 26 14

Chronisch-entzündliche Darmerkrankungen CED-Hilfe e. V.
Fuhlsbütteler Straße 401
22309 Hamburg
Tel. und Fax: 0 40/6 32 37 40

Deutsche Morbus Crohn/Colitis ulcerosa Vereinigung (DCCV) e. V.
Bundesverband
Paracelsusstraße 15
51375 Leverkusen
Tel.: 02 14/87 60 80
Fax: 02 14/8 76 08 88

Deutsche Multiple Sklerose Gesellschaft (DMSG) e. V.
Bundesverband
Vahrenwalder Straße 205–207
30165 Hannover
Tel.: 05 11/96 83 40
Fax: 05 11/9 68 34 50

Initiative Selbsthilfe Multiple Sklerose Kranker
Bundesverband
Teltowerdamm 43–45
14167 Berlin
Tel.: 0 30/3 95 31 35
Fax: 0 30/3 95 77 73

Der Stellenwert des Cortison in der Behandlung der verschiedenen Krankheiten

Substitutionstherapie

Unter Substitution versteht man den Ersatz eines vom Körper aus irgendeinem Grunde nicht oder nur vermindert gebildeten, für die Funktion des Organismus notwendigen Wirkstoffs durch Zufuhr von außen. In unserem Zusammenhang handelt es sich also um die Behandlung aller Formen einer *Nebennieren-rinden-Insuffizienz.*

Eine Unterfunktion der Nebennierenrinde kann verschiedene Ursachen haben:

- Funktionsunfähigkeit der Nebenniere durch Selbstzerstörung (Autoimmunprozess), seltener durch Tuberkulose oder einen Tumor. Diese primäre Nebennierenrinden-Insuffizienz wird auch als Addison-Krankheit bezeichnet.
- Durch Nekrose, Blutung oder Tumor im Bereich des Hypophysenvorderlappens kann es zum Ausfall des für die Cortisonbildung notwendigen Hormons ACTH kommen (= sekundäre Nebennierenrinden-Insuffizienz).
- Blockade des Nebennieren-Hypophysenvorderlappen-Hypothalamus-Regelkreises durch Langzeitanwendung überhöhter Cortisondosen (siehe S. 20f.).

Jeder Verdacht auf eine Unterfunktion bedarf einer eingehenden Abklärung durch einen Spezialisten. Erst danach kann die richtige Substitutionsbehandlung eingeleitet werden.

Die *Addison-Krankheit* ist gekennzeichnet durch allgemeine Schwäche, Braunfärbung von Haut und Schleimhäuten, Appetitverlust, Kreislaufschwäche, Unterzucker und oft auch Magen-Darm-Störungen. Die akute Krise führt zu bedrohlichem Kreislaufverfall. Patienten mit dieser Krankheit haben den größten Nutzen aus der Entdeckung und synthetischen Herstellung der Nebennierenhormone gezogen. Während sie früher an dieser Krankheit in sehr kurzer Zeit starben, können sie heute bei richtiger Dosierung ein normales Leben führen und haben keine verkürzte Lebenserwartung!

Zur Substitution wird ausschließlich das physiologische und nicht veränderte Hormon Cortisol (Hydrocortison) verwendet. Die Dosis liegt zwischen 12,5 und 25 mg Cortisol pro Tag und wird am günstigsten in 3 Dosen verabreicht, also etwa 10–15 mg morgens, 5 mg mittags und 2,5–5 mg gegen Abend. Da bei der primären Nebennierenrinden-Insuffizienz meist auch die Bildung des Mineralhormons ausfällt, muss gegebenenfalls auch dieses in individuell angepasster Dosierung ersetzt werden: 0,05–0,3 mg pro Tag Fludrocortison (Astonin H®).

Die richtige Einstellung kann durch ein sog. Cortisol-Tagesprofil überprüft werden, d.h. 2-stündliche Messung der Cortisolwerte im Blut bzw. Speichel. Ist sie optimal, kann keine unerwünschte Wirkung dieser Therapie auftreten!

Der Addison-Patient bedarf darüber hinaus einer sehr genauen Information über die Therapieführung; er muss zum Spezialisten seiner Krankheit werden. Die Substitutionsdosis muß nämlich an die verschiedenen Belastungen im Laufe des Lebens angepasst werden, so wie es die normal funktionierende Nebennierenrinde des Gesunden tun würde. Das bedeutet, dass je nach Schwere der Belastung die Hormondosis verdoppelt bis verzehnfacht werden muss. Das gilt auch für eine Schwangerschaft (siehe S. 36). Spezielle Anweisungen – auch für einen etwa herbeigerufenen Notarzt – stehen im Corticoid-Ausweis, den jeder Addison-Patient ständig bei sich führen sollte.*

Bei Auslandsreisen empfiehlt sich, dass der Addison-Patient für Notfälle eine Ampulle zu 100 mg Hydrocortison mit sich führt.

Eine Sonderform der primären Nebennierenrinden-Insuffizienz ist das so genannte *Adrenogenital-Syndrom*. Bei dieser seltenen Krankheit besteht ein angeborener Enzymdefekt in der Synthese von Cortisol, sodass das lebensnotwendige Hormon nicht in ausreichender Menge gebildet werden kann. Darauf

---

* Die Firma Merck (Darmstadt) stellt diese Ausweise kostenlos zur Verfügung.

reagiert der Hypophysenvorderlappen mit einer Mehrbildung von ACTH, das seinerseits in der Nebennierenrinde eine gesteigerte Bildung von männlichen Sexualhormonen (Androgenen) hervorruft. Die Folge ist eine vorzeitige und verstärkte Geschlechtsreife (Virilisierung) der Kinder.

Durch richtige Hormonzufuhr wird der Cortisolmangel ausgeglichen und die vermehrte Androgenbildung gebremst. Manchmal besteht gleichzeitig ein Salzverlust-Syndrom; dann muss auch Mineralocorticoid ersetzt werden.

Bei *Ausfall des Hypophysenvorderlappens* – manchmal durch eine Störung im Hypothalamus ausgelöst – kommt es nicht nur zu einem Ausfall der ACTH- und damit Cortisolbildung, sondern auch zu einem Fehlen der für die Schilddrüsen- und Keimdrüsentätigkeit zuständigen Hormone. Daraus entsteht ein völlig anderes Krankheitsbild: allgemeine Schwäche, Antriebslosigkeit, Blässe der Haut (wie Alabaster), Verlust der Sexualbehaarung, Kälteempfindlichkeit und Störungen der Sexualfunktion. Deshalb muss hier neben Cortisol auch Schilddrüsenhormon und bei jüngeren Patienten das entsprechende Keimdrüsenhormon substituiert werden. Die richtige Therapie kann nur durch sehr umfangreiche (am besten klinisch durchgeführte) Untersuchungen festgelegt werden. Mineralhormone brauchen diese Patienten nicht, da die Aldosteronbildung in der Nebennierenrinde nicht gestört ist.

Die durch langfristige Gabe hoher Dosen von *Cortison hervorgerufene Nebennierenrinden-Insuffizienz* hat wiederum ein anderes Erscheinungsbild: Durch den Hormonüberschuss haben die Patienten das Aussehen eines Patienten mit Nebennierenrinden-Überfunktion (Cushing-Krankheit); gleichzeitig sind aber Hypothalamus und Hypophysenvorderlappen blockiert, sodass die Nebennierenrinde kein Cortisol mehr bildet und bei längerer Inaktivität atrophiert (schwindet). Durch die fortgesetzte äußere Hormonzufuhr besteht für den Patienten zunächst keine Gefahr. Bedrohlich kann die Geschichte aber werden, wenn die Therapie plötzlich abgesetzt wird oder wenn der Patient in eine Stresssituation gerät. Aus diesem Grunde müssen auch diese Patienten – genau wie die Addison-Kranken – aufgeklärt werden und sollen stets einen Corticoid-Ausweis bei sich führen.

Wenn die Grundkrankheit keiner Cortisontherapie mehr bedarf, muss auf Substitution mit Cortisol (aber nicht mit Mineralocorticoiden) umgesetzt werden. Hat sich die Nebennierenrindenfunktion nach Wochen, Monaten oder Jahren wieder erholt – das kann nur durch entsprechende Untersuchungen geklärt werden –, kann die Substitution beendet werden.

Die schwersten und am längsten anhaltenden Schäden des Regelkreises wurden durch die früher viel geübte Verabreichung von Depot-Präparaten als intramuskuläre Injektion gesetzt. Auch die langfristige Verordnung von stark hemmenden Produkten (wie z. B. Dexamethason oder Betamethason) sowie die abendliche Einnahme führen ebenfalls zu einer Störung. Beides wird heute kaum noch gemacht. Wenn aber die Grundkrankheit dazu zwingt (z. B. abendliche Gabe bei nächtlichem Asthma oder Dexamethason-Therapie von Hirnprozessen), muss man das Risiko auf sich nehmen. Bei den modernen Behandlungsschemen für die Langzeittherapie (Low-Dose, wenig hemmendes Produkt, morgendliche Einnahme [siehe S. 32f.]), ist die Gefahr einer Schädigung des Regelkreises minimal.

Die rheumatischen Krankheiten

Was ist Rheuma?

»Herr Doktor, ich habe Rheuma« ist die häufigste Klage beim Besuch eines Allgemeinarztes. Dabei gibt es »das Rheuma« nicht. Der Begriff ist $2^1/_2$ Jahrtausende alt und hatte ursprünglich eine ganz andere Bedeutung. Heute verwendet man ihn für alle Krankheitszustände, die Schmerz und/oder Behinderung im Bereich des Bewegungsapparates hervorrufen. Dazu gehören über 100 verschiedene Krankheiten, von denen die meisten unterschiedliche Verlaufsformen haben, sodass bei der Abklärung von »Rheuma« mehrere Hundert Krankheitsbilder berücksichtigt werden müssen. Diese unterscheiden sich nach der Ursache (entzündlich, degenerativ, stoffwechselbedingt, durch äußere Einflüsse), der Lokalisation (Gelenke, Wirbelsäule, Knochen, Bänder, Muskeln, Nerven, Gefäße …), der Verlaufsform (akut, chronisch, in Abständen auftretend [rezidivierend]) und schließlich der Wertigkeit (lebensgefährdend, zerstörend wirkend, behindernd, banal).

Wenn man sich diese Tatsachen vergegenwärtigt, versteht man, dass es auch »die Rheumatherapie« nicht geben kann. So ist auch der Einsatz von Cortison keineswegs bei allen rheumatischen Krankheiten begründet. Das soll in den nächsten Abschnitten dargestellt werden.

Die chronische Polyarthritis

Die chronische Polyarthritis (= chronischer Gelenkrheumatismus, auch rheumatoide Arthritis genannt) ist die häufigste entzündliche Gelenkerkrankung. Betroffen werden überwiegend Frauen. Die Krankheit beginnt bei drei Viertel der Patienten im mittleren Alter, bei nicht ganz ein Viertel nach dem 60. Lebensjahr und bei höchstens 5 % im Kindes- und Jugendalter. Es handelt sich um eine systemische Krankheit, die viele Gewebe des Körpers befallen kann. Dahinter steckt ein immunologischer Prozess, der möglicherweise durch eine Virusinfektion ausgelöst worden ist.

Die Krankheit beginnt typischerweise mit Schmerzen, Schwellungen, symmetrisch an den kleinen Gelenken der Hände und Füße und schreitet entweder langsam, in Wellenbewegungen oder aber auch rasant fort. Es können alle Gelenke des Körpers befallen werden, und es entwickeln sich meist Deformierungen und Zerstörungen. Leider nur selten kommt die Krankheit vollständig zum Stillstand. Neben den Gelenken werden auch gelenknahe Strukturen wie Sehnen, Sehnenscheiden, Schleimbeutel befallen, und es kann auch eine Beteiligung von inneren Organen vorkommen: Herz und Herzbeutel, Rippenfell, Blutgefäße, Augen.

Zur Behandlung dieser chronischen und bis heute nicht im echten Sinne heilbaren Krankheit muss ein Therapiekonzept aufgestellt werden, das alle Möglichkeiten der medikamentösen, physikalischen, konservativ-orthopädischen und operativen Behandlung umfasst.

Cortison ist ja zum ersten Mal einer Patientin mit chronischer Polyarthritis verabreicht worden und wurde lange Zeit allen Patienten mit dieser Krankheit gegeben – oft mit mehr Schaden als Nutzen. Die Folge war, dass man Cortison nur noch verordnete, wenn alle anderen Behandlungsverfahren nicht zu einer

Besserung führten – jetzt leider in vielen Fällen zu spät. Heute erleben wir bei der chronischen Polyarthritis eine *Renaissance der Cortisontherapie*, und das hat viele gute Gründe:

- Die Gelenkzerstörung geschieht meist in den ersten 2 Jahren der Krankheit
- Sie geht mit der entzündlichen Aktivität des Prozesses parallel
- Eine massive Unterdrückung des Entzündungsprozesses verhindert daher die rasche Gelenkzerstörung
- Cortison ist das stärkste entzündungshemmende Mittel, über das die Medizin verfügt
- Die Risiken der Cortisontherapie sind mit den modernen Anwendungsverfahren erheblich zurückgegangen
- Die niedrig dosierte, risikoarme Langzeittherapie ist oft das einzige Mittel, um einen Polyarthritis-Kranken beweglich zu halten; das gilt besonders für junge Frauen, die im Berufsleben bleiben müssen, oder für alte Menschen, die sonst von fremder Hilfe abhängig würden
- Entgegen allen seit Jahrzehnten überlieferten Behauptungen ruft Cortison keine Magengeschwüre hervor. Gefährlich für den Magen sind dagegen die sogenannten nichtsteroidalen Antirheumatika (»Rheumamittel«). Patienten, die schon einmal ein Geschwür hatten oder »magenempfindlich« sind, werden deshalb heute lieber mit Cortison behandelt
- Cortisonpräparate werden außerdem anstelle von nichtsteroidalen Antirheumatika eingesetzt bei eingeschränkter Nierenfunktion, bei Leberschäden, bei Patienten über 60 Jahren und bei bestehender Schwangerschaft.
- Die früher übliche Kombination von Cortison mit so genannten Rheumamitteln – zur Einsparung von Cortison – hat sich als nachteilig herausgestellt: Nichtsteroidale Antirheumatika machen das Ulcus (Geschwür), und Cortison verhindert die Abheilung, sodass vermehrt Komplikationen (Magenblutung oder gar Geschwürsdurchbruch) auftreten können
- Wenn ein oder zwei Gelenke auf die Allgemeinbehandlung nicht ausreichend reagieren, ist die Einspritzung eines Cortisonpräparats durch einen Fachmann eine sehr bewährte Maßnahme. Auch die Risiken dieser Therapie sind geringer geworden, seit es schwer lösliche Zubereitungen gibt, die

lange im Gelenk verweilen und damit eine lange Wirkungsdauer haben. Das bedingt zugleich, dass nur sehr wenig von dem Präparat in den Kreislauf kommt und damit praktisch keine Allgemeinwirkungen zu befürchten sind.

Fazit: Bei beginnender aktiver chronischer Polyarthritis sollte sofort mit einer niedrig dosierten Corticoidbehandlung begonnen werden, um die Gelenkzerstörung zu bremsen. Gleichzeitig soll eine sog. Basistherapie eingeleitet und es müssen alle Möglichkeiten der physikalischen Therapie genutzt werden. Daneben spielt die Schulung der Patienten eine große Rolle für die Prognose (siehe S. 60ff.).

Andere entzündliche Gelenkkrankheiten

Die *akute Eingelenkentzündung* (Monarthritis) kann durch Bakterien bedingt sein. Sie darf in keinem Fall mit Cortison behandelt werden.

Die durch *Harnsäure- oder Kalziumpyrophosphat-Kristalle* ausgelösten Gelenkerkrankungen (Gicht bzw. Kalkgicht) reagieren meist sehr gut auf sog. nichtsteroidale Antirheumatika. Liegt hierfür eine Kontraindikation vor, wie z. B. Magenunverträglichkeit, Magengeschwür oder hohes Alter, ist eine niedrig dosierte kurzfristige Cortisongabe günstig. Wenn ein Erguss vorliegt, soll dieser abpunktiert und durch die Injektion eines Cortisonpräparats das Wiederauftreten verhindert werden.

Wenn hinter einer entzündlichen Gelenkreaktion eine *Arthrose* steckt, kann ebenfalls eine Injektion von Cortison in das Gelenk nützlich sein.

Liegt eine *andere Grundkrankheit* vor, so muss jeweils diese behandelt werden. Wichtig ist, dass Cortison lokal immer nur dann angewandt wird, wenn eine infektiöse Ursache ausgeschlossen ist.

Akute Entzündung von 2–4 Gelenken (Oligarthritis) ist typisch für die so genannten reaktiven Arthritiden, d. h. Gelenkentzündungen im Gefolge einer Infektionskrankheit. Dabei spielt der Erreger selbst meist keine Rolle mehr; es handelt sich vielmehr um eine allergische oder immunologische Reaktion der Gelenkinnenhaut auf die Infektion. Häufigste Ursache sind Darminfektionen (Yersinien, Campylobacter, Shigellen, Salmonellen), aber auch verschiedene Virusinfektionen wie Röteln, Hepatitis oder Aids. Auch der Tripper kann eine solche Arthritis auslösen. Diese Arthritiden heilen normalerweise spontan ab. Kommt es jedoch zu einer Chronifizierung, kann unter bestimmten Umständen eine Cortisontherapie nützlich sein. Das muss der Spezialist entscheiden.

Eine *akute Oligarthritis* mit Fieber und einem Hautausschlag (Erythema nodosum) findet sich bei der akuten Sarkoidose (auch Löfgren-Syndrom genannt), einer auf Bildung entzündlicher Granulome beruhenden Systemkrankheit. Während das akute Stadium meist kein Cortison benötigt, erfordert die chronische Verlaufsform, die meist die Lunge, aber auch andere innere Organe befällt, den langfristigen Einsatz von Cortisonpräparaten (siehe S. 89).

Wandernde Arthritiden finden sich im dritten Stadium einer durch Zecken übertragenen Borrelieninfektion (Lyme-Krankheit), die in der ersten und zweiten Phase Hautveränderungen, Herzstörungen, Nervenausfälle auslösen. Auch die Gelenkerscheinungen im letzten Stadium werden noch mit Antibiotika behandelt; Cortisonpräparate sind nicht indiziert.

Chronische Oligarthritiden finden sich häufig gemeinsam mit Befall des Achsenskeletts (Kreuzbein-Darmbein-Gelenk und Wirbelsäule) bei den so genannten Spondyloarthrophatien: Reiterschen Krankheit, Schuppenflechte (Psoriasis-Arthritis), entzündlichen Darmkrankheiten (Colitis ulcerosa und Morbus Crohn) und versteifende Wirbelsäulenentzündung (Spondylitis ankylosans = Bechterewsche Krankheit). Der Einsatz von Cortisonpräparaten ist bei diesen Krankheiten selten erforderlich, zumindest bedürfen sie keiner langfristigen Therapie. Bei örtlichen Entzündungen können auch hier Gelenkinjektionen mit Cortison empfohlen werden. Chronische Oligarthritiden ohne Wirbelsäulenbeteiligung kommen bei der Behçet-Krankheit, einer nur im Mittelmeergebiet vorkommenden schweren Systemkrankheit mit Befall vieler Organe, vor. Die Gelenkbeteiligung erfordert kein Cortison; der Einsatz ist jedoch unverzichtbar bei gleichzeitigem Befall vieler Organe, hier meist in Kombination mit so genannten Zytostatika.

Polyarthritis (Vielgelenkentzündung) ist nicht immer identisch mit dem erwähnten Krankheitsbild der chronischen Polyarthritis (rheumatoiden Arthritis). Sie kann auch bei Systemkrankheiten auftreten (siehe S. 79ff.), kommt aber auch bei anderen Krankheiten vor. Deshalb ist eine eingehende Abklärung notwendig. Die Therapie richtet sich jeweils nach der Grundkrankheit.

Polymyalgia rheumatica

Die Polymyalgia rheumatica ist eine häufige Alterskrankheit, die heftige, meist nächtliche Schmerzen im Schulter- und Beckengürtel auslöst und mit stark erhöhten Entzündungszeichen im Blut (am besten bekannt die Blutsenkung) einhergeht. Die Polymyalgia rheumatica beruht auf einer generalisierten Gefäßentzündung (Riesenzellarteriitis) (siehe S. 81f.).

Die Riesenzellentzündung und damit auch die rheumatischen Beschwerden reagieren *nur* auf Cortison, und dies in einem Ausmaß wie bei sonst keiner anderen Krankheit.

Unter Cortison verschwinden die oft als unerträglich geschilderten Schmerzen in wenigen Tagen, und die Zeichen der Entzündung im Blut bilden sich in wenigen Wochen zurück. Leider wird die Krankheit aber dadurch nicht geheilt. Zu rascher Abbau der Dosis oder gar eine vorzeitige Beendigung der Behandlung würde nicht nur zu einem Rückfall der Polymyalgie führen, sondern brächte auch die Gefahr von Gefäßverschlüssen mit entsprechenden Komplikationen: in erster Linie Erblindung, aber auch Schlaganfall, Herzinfarkt, Bauchgefäßverschluss.

Als allgemeine Regel kann gelten, dass die Anfangsdosis in vier Wochen zur Hälfte abgebaut und die Erhaltungsdosis frühestens nach dreimonatiger Behandlung erreicht sein soll.

Die Behandlung muss so lange durchgeführt werden, bis die Krankheit von selbst ausgeheilt ist. Das tut sie erfreulicherweise in jedem Fall, aber es kann mehrere Jahre dauern. Leider gibt es kein Zeichen im Blut, das anzeigt, ob die Krankheit ausgeheilt ist. Deshalb muss man immer wieder sehr vorsichtige und streng überwachte Absetzversuche machen. Das Vorgehen ist im Kapitel über das Absetzen (S. 38f.) besprochen worden.

Kein Cortison ist angezeigt

Cortison ist, wie nun schon mehrmals erwähnt, das stärkste entzündungshemmende Medikament, über das die Medizin verfügt, und es hat auch einen Einfluss auf Immunvorgänge. Das bedeutet aber nicht, dass jeder Patient mit einer entzündlich-rheumatischen Erkrankung einer Cortisonbehandlung bedarf.

Leichtere Fälle können allein mit nichtsteroidalen Antirheumatika behandelt werden, sofern der Betroffene keine Magenprobleme hat. Auch Polyarthritis-Kranke mit der leider seltenen Verlaufsform, bei der keine rasche Gelenkzerstörung erwartet werden muss, benötigen zumindest keine langfristige Cortisontherapie; das ist meist der Fall bei asymmetrischem Befall weniger Gelenke mit geringer Ergussbildung, mit niedrigen Entzündungszeichen (z. B. Blutsenkung) sowie negativem Rheumafaktor.

Aus dem Wirkungsmechanismus des Cortisons leitet sich ab, dass bei primär *degenerativen* (durch Abnutzung und Knorpelschäden bedingten) *Gelenk- und Wirbelsäulenkrankheiten* – und das sind etwa 60 % aller »Rheuma«fälle – Cortison nicht nutzen kann. Einzige Ausnahme ist, wenn sich sekundär eine Entzündung entwickelt, speziell am Knie- oder Hüftgelenk, dann ist die Einspritzung eines Cortisonpräparats natürlich sinnvoll. Tabletteneinnahme ist dagegen in keinem Fall begründet.

Ungeeignet sind Cortisonpräparate auch beim *nichtentzündlichen Weichteilrheumatismus,* speziell dem so genannten Fibromyalgie-Syndrom.

Bei der *chronischen Gicht und Pseudogicht* (Kalkgicht) finden Cortisonpräparate keine Anwendung; bei akutem Anfall bzw. Ergussbildung siehe S. 75.

Dass bei allen *bakteriell bedingten Gelenkentzündungen* Cortison verboten ist, leitet sich aus der proinfektiösen Wirkung dieser Hormone ab.

> **Wichtig:**
>
> Die überwiegende Mehrzahl aller so genannten rheumatischen Krankheiten bedarf keiner Behandlung mit Cortison.

Die so genannten Systemkrankheiten

Als Systemkrankheiten bezeichnet man diffuse entzündliche Krankheiten ungeklärter Ursache. Man nennt sie auch Konnektivitiden (Entzündungen des Bindegewebes) und sprach früher von Kollagenosen. Dieser letztere Begriff wurde fallen gelassen, weil nicht das Kollagen primär von der Krankheit betroffen ist. Zugrunde liegt allen diese Krankheiten eine gestörte Immunregulation, die sich in der Bildung von Auto-Antikörpern und Veränderungen der zellvermittelten Immunität niederschlägt.

Die häufigste und bekannteste Krankheit dieser Gruppe ist der *systemische Lupus erythematodes (SLE)*. Charakteristisch ist der häufig gleichzeitige Befall vieler Organe, wodurch ein schweres Krankheitsbild entsteht. Die Diagnose und die Aktivität des Prozesses können heute mit entsprechenden Blutuntersuchungen sicher festgestellt werden.

In früheren Jahren haben die Patienten die Diagnose SLE meist nicht länger als ein Jahr überlebt. Nach Einführung der modernen Therapie unterscheidet sich heute die Lebenserwartung nicht von derjenigen der Gesamtbevölkerung – vorausgesetzt freilich, dass die Behandlung frühzeitig beginnt und konsequent durchgeführt wird.

Zu dieser Behandlung gehören in erster Linie Cortison und die immunwirksamen Medikamente (sowohl Immunsuppressiva als auch Immunstimulanzien). Der Einsatz der verschiedenen Präparate wird heute in einem weltweit anerkannten Stufenplan durchgeführt.

Da die Krankheit nicht so häufig ist, dass jeder Arzt entsprechende Erfahrungen erwerben kann, sollten SLE-Patienten in speziellen Zentren betreut oder zumindest regelmäßig überwacht werden. Dies ist besonders wichtig, wenn eine Schwangerschaft gewünscht wird oder schon eingetreten ist.

Zur Anfangsbehandlung der SLE werden oft hoch dosierte Stoß-behandlungen mit Cortisonpräparaten durchgeführt. Anschließend müssen manchmal Dosen gegeben werden, die nicht ohne unerwünschte Wirkungen bleiben. In der Langzeit-therapie aber erreicht man in der Kombination mit anderen immunologisch wirksamen Mitteln meist die relativ harmlosen Niedrigdosen.

Der *Polymyositis* liegt eine diffuse Muskelentzündung zugrunde. Sie führt – im Gegensatz zur Polymyalgia rheumatica (siehe S. 77) – weniger zu Schmerzen als vielmehr zur Muskel-schwäche, der schließlich ein Muskelschwund folgt. In etwa einem Drittel der Fälle bestehen auch Hautveränderungen; dann spricht man von Dermatomyositis. Die Beteiligung inne-rer Organe ist relativ selten.

Die Therapie der ersten Wahl sind auch hier die Cortisonpräpa-rate. In sehr schweren Fällen wird man von vornherein mit Zy-tostatika kombinieren. Langfristig bewährt sich die Kombina-tion von niedrigen Cortisondosen mit einem Immunsuppressi-vum.

Die Krankheit heilt bei rechtzeitiger Erkennung und richtiger Behandlung fast immer in wenigen Jahren aus.

Die *progressive Systemsklerose* beginnt meist mit Durchblutungs-störungen an den Händen (Raynaud-Syndrom), führt dann zu den typischen Hauterscheinungen (Sklerodermie) und kann entsprechende Veränderungen auch am Magen-Darm-Kanal, der Lunge und verschiedenen Organen hervorrufen. Bisher gibt es keine zuverlässig wirksame Therapie dieser Krankheit; Cor-tisonpräparate sind nur bei Befall innerer Organe, speziell der Lunge, nützlich.

Die von dem Amerikaner Sharp erstmals beschriebene *Mischkol-lagenose* ist charakterisiert durch das Zusammentreffen der er-wähnten Systemkrankheiten, wobei einmal die eine und ein-mal die andere dieser Krankheiten im Vordergrund steht. Er-freulich ist, dass diese Kombinationskrankheiten meist eine bessere Prognose haben als die einzelnen Krankheiten, zumal selten Nieren und Zentralnervensystem befallen werden. Aus diesem Grunde sind Cortisonpräparate nur selten erforderlich.

Das von dem Schweden *Sjögren* beschriebene *Syndrom* ist gekennzeichnet durch Versiegen der Tränen- und Speichelsekretion, macht Gelenkbeschwerden und befällt häufig innere Organe. Auch dieser Krankheit liegt ein Immunprozess zugrunde. Während die Trockenheit in Augen und Mund nur durch lokale Anwendung entsprechender Mittel beeinflusst werden kann, erfordert die Beteiligung von Drüsen und inneren Organen eine Behandlung mit relativ hohen Dosen Cortison.

Das »Trockenheits-Syndrom« kommt gelegentlich auch bei Patienten mit chronischer Polyarthritis vor; hier ist es aber meist leichter und auch besser beeinflussbar.

Die systemischen Gefäßentzündungen (Immunvaskulitiden)

Es gibt eine ganze Reihe von systemischen Gefäßentzündungen, die je nach ihrer Lokalisation zu örtlichen Gewebs- und Organschäden, aber auch zu schweren Allgemeinsymptomen führen können. Dazu gehören, um nur die wichtigsten zu nennen, das Churg-Strauss-Syndrom, die wegenersche Granulomatose und die mikroskopische Polyangiitis (denen allen ein spezieller Antikörper im Blut gemeinsam ist: ANCA) sowie die Panarteriitis nodosa, die meist mit Hepatitis B oder C assoziiert ist und das Schoenlein-Henoch-Syndrom. Auf Einzelheiten dieser insgesamt seltenen Krankheitsbilder kann hier nicht eingegangen werden. Während bei Schoenlein-Henoch eine Cortison-Monotherapie genügt, erfordern die anderen Vaskulitiden den Einsatz von Cortisonpräparaten in Kombination mit Immunsuppressiva bzw. -stimulanzien, wofür es international anerkannte Therapieschemata gibt.

Ein eigenständiges Krankheitsbild stellt die *Riesenzellarteriitis* dar, die sich unter sehr verschiedenen Symptomen manifestieren kann:

- Arteriitis im Kopfbereich, speziell Arteriitis temporalis (Entzündung der Schläfenarterien, Horton-Krankheit), die sich aber auch an anderen Kopfgefäßen, seltener dagegen an peripheren Gefäßen abspielt.

- So genannte okkulte Riesenzellarteriitis, die sich nur durch die Trias: alter Mensch, Fieber, hohe Blutsenkung zu erkennen gibt und durch eine histologische Untersuchung gesichert werden muss.
- Polymyalgia rheumatica (siehe S. 77).

Die Krankheit befällt eigenartigerweise nur Menschen jenseits des 50. Lebensjahres und heilt nach unterschiedlicher Zeit, meist mehrere Jahre, wieder vollständig ab.

Cortison ist das einzig wirksame Mittel, um die Entzündung mit ihren Folgen zu unterdrücken und schwere, nicht mehr behebbare Organschäden zu vermeiden.

Die Therapieführung ist schwierig; sie muss zwischen ungenügender Beeinflussung der Krankheit und damit gefährlichen Komplikationen einerseits und unerwünschten Wirkungen des Cortison andererseits hindurchgesteuert werden. Das setzt spezielle Erfahrung des behandelnden Arztes voraus. Wie bereits bei der Polymyalgia rheumatica ausgeführt, muss die Behandlung meist über mehrere Jahre durchgeführt werden.

Bronchial- und Lungenkrankheiten

Das Asthma

Bis vor wenigen Jahren noch hat man Asthma als eine funktionelle Krankheit, oft auch mit seelischem Hintergrund, angesehen, die zur Verkrampfung der Atemwege führt. Die Behandlung bestand daher in erster Linie in Bronchialerweitern.

Heute ist gesichert, dass die Hyperreagibilität (Überempfindlichkeit) des Bronchialsystems auf einer chronischen Entzündung der Bronchialschleimhaut beruht. Deshalb hat heute die entzündungshemmende Therapie den Primat.

Cortisonpräparate, die stärksten entzündungshemmenden Mittel, über die die Medizin verfügt, hat man auch schon früher bei Asthma eingesetzt – aber immer erst, wenn alle anderen Mittel versagt haben. Heute stehen sie an erster Stelle. Cortison wird sowohl beim akuten und bedrohlichen Asthma als auch in der Langzeittherapie des chronischen Asthmas eingesetzt.

Beim *akuten Asthma,* speziell beim so genannten Status asthmaticus, werden zunächst die rasch wirkenden Bronchialerweiterer (Theophyllin-Präparate oder so genannte Beta2-Sympathikomimetika) angewandt, gleichzeitig aber auch die Behandlung mit Cortisonpräparaten, deren entzündungshemmende Wirkung erst verzögert eintritt (siehe S. 19), begonnen. Je nach Schwere des Krankheitsbildes wird die in jedem Fall hoch dosierte Gabe in Tablettenform oder als intravenöse Injektion verabreicht. Jeder bedrohliche Asthmazustand bedarf daneben der Sauerstoffbeatmung und erfordert eine möglichst umgehende Krankenhauseinweisung.

Das *chronische Asthma* bedarf einer Dauertherapie mit Cortisonpräparaten; bei 75 % der Patienten genügt eine inhalative Behandlung, 20 % benötigen eine zeitweilige und 5 % eine ständige systemische (= orale) Therapie. Die Beta2-Sympathikomimetika werden nicht mehr oral, sondern nur noch in Sprayform verwendet und in der Mehrzahl der Fälle auch nicht regelmäßig, sondern nur im Bedarfsfall. Auch Theophyllin-Präparate kommen in speziellen Fällen als zusätzliche Therapie infrage. Die ausschließliche Gabe von bronchialerweiternden Mitteln entspricht heute nicht mehr dem Standard.

Ein unverzichtbarer Bestandteil ist die Patientenschulung (Patiententraining), siehe S. 62f.

Inhalative Therapie

Corticoide werden heute überwiegend als Inhalate verwendet. Dafür gibt es schon seit mehreren Jahren Spezialpräparate, die bei voller Wirkung auf die Bronchien in den empfohlenen Dosen praktisch keine Allgemeinwirkung haben. Damit hat die Cortisontherapie des Asthmas ihren Schrecken verloren. Die inhalative Cortisontherapie gilt heute als die Basistherapie des chronischen Asthmas. Die Todesrate von Asthmakranken geht parallel zum Verbrauch inhalativer Corticoide zurück!

Die Inhalation muss vom Patienten erlernt werden; vielen Kranken macht es Schwierigkeiten, die Auslösung des Sprays mit der Einatmung zu koordinieren. Gelingt dies nicht, bleibt das Inhalat im Mund und hat keine Wirkung auf die Bronchialschleimhaut – dafür aber kann sich in der Mundhöhle Pilzwachstum einstellen. Aus diesem Grunde ist es sicherer – bei Kindern und älteren Patienten sogar obligatorisch –, die Inhalation mithilfe eines so genannten Spacers durchzuführen; das sind birnenähnliche Gehäuse, in welche der Cortisonspray eingesprüht und mit einem tiefen Atemzug in das Bronchialsystem aufgenommen wird.

Einige Patienten reagieren auf den Spray mit Husten und manche sogar mit einem Bronchialkrampf. In diesen Fällen bewährt sich die Inhalation mit einem Pulverpräparat, das es von den meisten Produkten gibt.

Derzeit stehen vier verschiedene Präparate zur Verfügung, die unter verschiedenen Namen im Handel sind. Sie sind in entsprechender Dosierung mehr oder weniger gleichwertig. Der behandelnde Arzt wird aufgrund seiner Erfahrung das geeignete Mittel und die entsprechende Dosierung auswählen.

Die inhalative Therapie ist nicht geeignet für die Akutbehandlung; sie hat eine Anlaufzeit von ein bis zwei Wochen je nach Präparat. Aus diesem Grunde darf die Behandlung beim chronischen Asthma auch niemals unterbrochen werden – auch nicht, wenn der Patient völlig frei von Asthmasymptomen ist. Man kann sagen, dass die inhalative Therapie weniger eine Behandlung als eine Vorbeugung gegenüber dem anfallsweisen Asthma darstellt. Auch bei optimaler Durchführung der inhalativen Therapie kann es unter Infekten, bei körperlicher Überanstrengung, aber auch bei großen Aufregungen zu einer Verschlechterung der Atemsituation kommen. Dann ist zusätzlich zur fortgesetzten Inhalation ein zeitlich befristeter oraler Cortisonstoß erforderlich (siehe im nächsten Abschnitt).

Orale Behandlung

Bei *schweren und mittelschweren Asthmasymptomen* wird die Behandlung meist mit intravenösen Injektionen oder Tabletten begonnen und deren Dosis nach Besserung des Zustandes entsprechend den allgemeinen Richtlinien (siehe S. 31) allmählich reduziert. Dabei soll das Ziel sein, schließlich auf eine ausschließlich inhalative Behandlung zu kommen.

Auch beim Übergang von der Tabletten- zur Inhalationstherapie werden häufig Fehler gemacht. Wegen des verzögerten Wirkungseintritts der inhalativen Cortisonpräparate muss die Inhalation mindestens 14 Tage vor der vorgesehenen Beendigung der Tablettentherapie begonnen werden. Die Tablettentherapie darf auch niemals abrupt beendet, sondern muss langsam abgebaut werden (siehe S. 38f.).

Entsprechend den allgemeinen Richtlinien für die Cortisontherapie soll man auch beim Asthma versuchen, die Cortisontagesdosis morgens früh auf einmal einzunehmen. Bei vorwiegend oder ausschließlich nächtlichen Anfällen reicht dies aber erfahrungsgemäß nicht aus. Dann empfiehlt sich eine *Teilung der Dosierung:* morgens $^2/_3$ und etwa um 15 Uhr $^1/_3$ der Tagesgesamtdosis. Die nachmittägliche Dosis wirkt besser und schadet dem Regelkreis der Nebennierenrinde weniger als eine abendliche Gabe!

In einzelnen Fällen gelingt es nicht, auf eine ausschließliche inhalative Behandlung überzugehen. Dann muss eine *Kombinationstherapie* durchgeführt werden: Low-Dose-Tabletten (siehe S. 32f.) sowie morgens und abends inhalatives Corticoid.

Bei den seltenen Fällen, in denen es langfristig nicht gelingt, auf eine so genannte Low-Dose zu kommen, werden heute Cortisonpräparate mit so genannten *Immunsuppressiva* und neuerdings mit *Antileukotrienen*, deren Stellenwert allerdings noch nicht ganz geklärt ist, kombiniert.

Verschlechterungen des Asthmas kommen meist nicht so unverhofft, wie der Patient glaubt; sie zeigen sich schon Tage zuvor in einer Verschlechterung der Lungenfunktion an, die aber der Betroffene nicht bemerkt. Aus diesem Grunde wird heute weltweit empfohlen, dass jeder chronisch Asthmakranke täglich morgens und abends seine Atemwerte mithilfe des so genannten Peak-Flow-Meters kontrolliert und sie regelmäßig in sein Asthma-Tagebuch[*] einträgt. So haben sowohl der Patient selbst als auch sein behandelnder Arzt einen guten Überblick über die Entwicklung der Asthmasituation.

---

[*] Dieses Heft wird von der Deutschen Atemwegsliga zur Verfügung gestellt.

Liegen die Werte zwischen 100 und 80 % des persönlichen Bestwertes, ist das Asthma gut eingestellt. Fällt der Atemwert auf 80–50 % ab, muss die Behandlung sofort intensiviert werden. Bei geringem Abfall genügt meist eine Verdoppelung der Inhalationsdosis, bei stärkerem Abfall ist ein kurzfristiger oraler Cortisonstoß erforderlich. Damit keine wertvolle Zeit vergeht, sollte der Patient immer eine Packung Tabletten zu Hause haben und in eigener Regie sofort mit der Einnahme beginnen. Die Dosis wird schon vorsorglich vom behandelnden Arzt festgelegt; sie liegt meist zwischen 20 und 40 mg Prednison pro Tag. Diese Dosis soll so lange gegeben werden, bis die persönlichen Bestwerte im Peak-Flow-Meter wieder erreicht sind, dann wird die Behandlung rasch – im Allgemeinen täglich um 5 mg – abgebaut. Sehr wichtig ist, dass während des oralen Stoßes die inhalative Behandlung konsequent weitergeführt wird.

Treten solche Verschlechterungen häufiger als vier- bis sechsmal im Jahr auf und erfordern einen höher dosierten oralen Stoß, ist es besser, den Patienten auf eine ausschließliche orale Low-Dose-Therapie einzustellen.

Sollten die Peak-Flow-Werte gar auf 50 % oder darunter abfallen, besteht Gefahr: Notarzt bestellen und sofort das nächste Krankenhaus aufsuchen.

Beim leichten und nur *gelegentlich (meist saisonal) auftretenden Asthma* stehen die Meidung des Allergens und die Hyposensibilisierung im Vordergrund. Treten trotzdem Symptome auf, genügen meist Bronchialerweiterer. Reichen diese nicht aus, empfiehlt sich eine befristete Cortisontherapie. Inhalative Cortisonpräparate sind hier weniger geeignet, da sie manchmal eine längere Anlaufzeit haben, als die Asthmaphase anhält.

Asthma und Schwangerschaft

Alle Frauen wissen heute, dass man während einer Schwangerschaft – besonders in der Frühschwangerschaft – keine Medikamente einnehmen darf, weil unter Umständen Schäden des Kindes befürchtet werden müssen. Das gilt auch für Asthmamittel, wobei allerdings Cortisonpräparate eine Sonderstellung einnehmen. Nach allen bisherigen Erfahrungen bestehen keine

Gefahren für das Kind. Trotzdem wird man natürlich die Cortisonbehandlung nur wenn unbedingt nötig durchführen. Die inhalative Therapie ist ganz sicher völlig unbedenklich. Eine orale Therapie soll mit der niedrigstmöglichen Dosis durchgeführt werden – eine Regel, die ja sowieso ganz allgemein gilt.

Wichtig ist in jedem Fall, dass das Asthma ausreichend behandelt wird. Alle werdenden Mütter, die an Asthma leiden, sollten wissen, was ein berühmter Asthmaspezialist gesagt hat: Asthma der Mutter schadet dem Kind eher als Cortison. Besonders gefährlich für das Kind ist infolge der Hypoxie (Sauerstoffmangel) ein Status asthmaticus. Dieser muss selbstverständlich nach allen Regeln der Kunst so schnell wie möglich beseitigt werden.

Viele Mütter, die Cortison einnehmen müssen, fragen, ob sie stillen dürfen. Bei ausschließlich inhalativer Therapie bestehen keinerlei Bedenken. Werden die Cortisonpräparate oral eingenommen, so ist das auch nicht gefährlich, denn nur 0,1 % der von der Mutter eingenommenen Dosis geht in die Milch über. Für das Neugeborene besteht also sicher keine Gefahr. Wenn eine Mutter aber trotzdem ängstlich ist, empfehlen wir folgendes Vorgehen: Stillen jeweils erst 4 Stunden nach der Cortisoneinnahme. Während dieser Zeitspanne ist fast die ganze Menge des eingenommenen Cortisonpräparats aus dem Blut verschwunden.

Achtung Asthmakranke

- Die Rate an Asthmatodesfällen ist in der Bundesrepublik Deutschland die höchste unter 20 Ländern!
- Vier von fünf dieser Todesfälle wären vermeidbar!
- Hauptursache dieser Todesfälle ist der ungenügende Cortisoneinsatz!

Krupp-Syndrom bei Kindern

Das Krupp-Syndrom (auch Pseudokrupp genannt, wissenschaftliche Bezeichnung: stenosierende subglottische Laryngitis) befällt Kinder zwischen 6 Monaten und 3 Jahren und ist fast immer die Folge einer Virusinfektion (meist Parainfluenza-Virus).

Es handelt sich um eine nachts mit bellendem Husten und anschließender schwerer Atemnot (im Gegensatz zum Asthma ist die Einatmung erschwert) auftretende Störung, die die Eltern noch mehr als die Kinder beunruhigt. In vielen Fällen genügt Luftbefeuchtung und Beruhigung; in schwereren Fällen soll Adrenalin verabreicht werden.

Schwere Fälle profitieren von befristeter Cortisontherapie, sowohl inhalativ als auch systemisch. Bei Kleinkindern wird Cortison meist in Zäpfchenform verabreicht.

Chronische Bronchitis

Die chronische Bronchitis ist meist die Folge von inhalativen Schäden, speziell von Tabakrauch, aber auch von Umweltgiften. Sie wird weniger durch eine chronische Entzündung unterhalten als durch narbige Veränderungen und das sich zunehmend ausbildende Emphysem (Lungenblähung).

Cortisonpräparate sind hier wesentlich weniger wirksam als bei Asthma. Sie können allerdings die vermehrte Schleimbildung hemmen und damit dem Patienten Erleichterung verschaffen.

Allerdings drohen unter der Langzeitbehandlung bei den schwer lungengestörten Patienten Infektionen, insbesondere durch Pilze. Deshalb wird empfohlen, Cortisonpräparate nur 10–14 Tage zu geben und zu prüfen, ob tatsächlich eine wesentliche Besserung der Lungenfunktion eintritt. Nur im positiven Fall soll die Behandlung fortgesetzt werden, möglichst nur in inhalativer Form und unter regelmäßiger ärztlicher Überwachung.

Bronchiolitis obliterans mit organisierender Pneumonie (BOOP)

Dieses Krankheitsbild wurde erst jüngst beschrieben. Es ist gekennzeichnet durch eine Lungenentzündung, die auf Antibiotika refraktär ist, aber hervorragend auf Cortison reagiert. Dabei müssen initial hohe Dosen gegeben werden, und es empfiehlt sich, eine Erhaltungsdosis langfristig zu verabreichen, um Rückfälle zu vermeiden.

Sarkoidose

Die Sarkoidose (früher Boeck-Krankheit genannt) ist eine systemische Granulomatose, die viele Organe befallen kann, sich aber in 90 % der Fälle in der Lunge abspielt. Die Diagnose kann heute mittels verschiedener spezieller Untersuchungen präzise gestellt werden.

Das einzige wirksame Medikament gegen diese Krankheit sind die Cortisonpräparate. Allerdings ist ihr Einsatz nicht in jedem Fall sinnvoll.

Dass die *akute,* mit Gelenksymptomen einhergehende *Sarkoidose* keiner Cortisontherapie bedarf, wurde bereits auf S. 76 ausgeführt.

Auch die *chronische, die Lunge befallende Krankheit* hat im Grund eine gute Prognose; sie soll nur dann behandelt werden, wenn sich bei regelmäßigen Kontrollen Verschlechterung der verschiedenen Befunde nachweisen lässt. Diese Zurückhaltung ist nicht zuletzt dadurch begründet, dass nach Beendigung einer Cortisontherapie meist ein Rückfall eintritt.

Begründet ist der Einsatz von Cortisonpräparaten jedoch in allen Fällen, bei denen *innere Organe* (Herz, Nervensystem, Nieren) sowie das *Auge* oder die *Haut* betroffen werden.

Wann immer eine Cortisontherapie eingeleitet wird, muss sie langfristig durchgeführt und vom jeweiligen Fachmann überwacht werden.

Lungenfibrose

Die Lungenfibrose ist kein selbstständiges Krankheitsbild, sondern kann durch ganz unterschiedliche Ursachen ausgelöst werden: inhalative Gifte, Röntgenbestrahlung, Zytostatikatherapie und schließlich bei verschiedenen Systemkrankheiten (siehe S. 80). Nicht selten kann man allerdings keine Ursache erfassen.

Die einzige Chance, das Fortschreiten der chronisch-fibrosierenden Entzündung und damit die zunehmende Einengung der Atmung zu beeinflussen, ist eine langfristige Cortisontherapie, wobei teilweise auch eine Kombination mit Immunsuppressiva nötig ist.

Atemnot-Syndrom der Frühgeborenen

Bei Frühgeborenen vor der 35. Schwangerschaftswoche ist die Lunge meist noch nicht ausgereift, sodass sie den Surfactant-faktor nicht bilden kann. Dieser Faktor ist Voraussetzung für die Atemfunktion der Lunge; sein Fehlen löst das so genannte Atemnot-Syndrom aus. Es handelt sich um eine lebensbedro-hende Erkrankung des Neugeborenen: Etwa 20 % sterben da-ran.

Schon seit Jahrzehnten ist bekannt, dass an die Mutter vor der Entbindung verabreichtes Cortison die Lungenreife des Föten so stimulieren kann, dass er den Surfactantfaktor bildet. Damit wird das Risiko eines Atemnot-Syndroms erheblich reduziert. Wichtig ist, dass die Mutter das Cortisonpräparat 48 und 24 Stunden vor der Entbindung erhält.

Neuerdings steht auch der synthetisch hergestellte Surfactant-faktor zur Verfügung; er wird dem Frühgeborenen nach der Ge-burt verabreicht.

Durch die Kombination der beiden Verfahren haben sich die Er-gebnisse weiterhin erheblich verbessern lassen.

Toxisches Lungenödem

Durch Inhalation verschiedener Chemikalien, aber auch durch Rauchvergiftung kommt es in den letzten Jahren immer häufi-ger zu Schädigungen der Luftwege: von schwerem Hustenreiz bis zum Lungenödem (schwere Atemstörung durch Austritt von Wasser in die Lunge).

Bei leichteren Fällen werden inhalierbare Cortisonpräparate angewandt; ist bereits ein Lungenödem eingetreten, muss Cor-tison hoch dosiert intravenös verabreicht werden.

Allergische Krankheiten und Reaktionen

Unter Allergie versteht man eine *Überempfindlichkeitsreaktion* des Körpers auf einen bestimmten Stoff. Sie wird jeweils nach dem Erstkontakt erworben; Grundlage ist aber eine genetische Disposition. Als Atopie bezeichnet man eine familiär auftretende Neigung zur Entwicklung solcher Störungen.

Die Allergie kann sich je nach Art der Überempfindlichkeitsreaktion als relativ harmlose Haut- oder Schleimhauterscheinung, aber auch als lebensgefährliche Allgemeinreaktion (anaphylaktischer Schock) manifestieren und sich an allen Stellen des Körpers abspielen.

Als *Auslöser* kommen ungezählte Stoffe in Frage, so z. B. Hausstaubmilben, Pflanzen, Pollen, Tiere, speziell Tierhaare, Nahrungsmittel, Chemikalien, berufliche Allergene der verschiedensten Art, Gifte in der Luft, Tabakrauch und schließlich auch Arzneimittel.

Schwere Reaktionen kann es auf Transfusion von Fremdblut, Injektion von Seren und eiweißhaltigen Produkten, Röntgenkontrastmittel sowie Stiche und Bisse von Tieren geben.

Entscheidend für die *Behandlung* ist der Nachweis der jeweils auslösenden Ursache. Das kann einfach sein, z. B. beim Auftreten im unmittelbaren Zusammenhang mit einer Injektion oder einem Wespenstich; es kann aber auch sehr schwierig sein, z. B. bei Nahrungsmittelallergien, sodass eine eingehende allergologische Untersuchung erforderlich ist. Am häufigsten wirken als Allergene Kuhmilch, Hühnerei, Nüsse, Gewürze, Fisch, Fleisch, Obst; man denke auch an die vielen Lebensmittelzusatzstoffe.

Wichtigste therapeutische Maßnahme ist das Vermeiden eines Kontaktes mit dem jeweiligen Allergen bzw. – wenn dies nicht möglich ist – eine Hyposensibilisierung (Abschwächung der Überempfindlichkeit durch langfristige Verabreichung kleinster Dosen des jeweiligen Allergens).

Die *Akutbehandlung* richtet sich nach der Art und Schwere sowie Lokalisation der Symptome. Neben den Antihistaminika (Histamin ist einer der wichtigsten Mediatoren für die Allergie) spielt Cortison dabei immer eine Rolle, sei es als intravenöse Injektion, in Tablettenform, als Inhalat oder als Salbe. Cortisonpräparate wirken aber immer erst mit Verzögerung, sodass in Notfällen ihre alleinige Verabreichung ungenügend ist.

Eine besonders häufige allergische Krankheit ist der *Heuschnupfen*. Die medikamentöse Therapie wird nach folgendem Stufenschema durchgeführt:

- Bei ausschließlichem Befall von Augen oder Nase:
  - Cromoglycinsäure oder Antihistaminika lokal,
  - wenn unwirksam, Cortisonpräparate lokal,
  - wenn unwirksam, Cortisonpräparate systemisch.
- Bei Mitbeteiligung des oberen Bronchialsystems (Asthmasymptome):
  - inhalative Cortisonpräparate,
  - wenn unwirksam, zusätzlich systemische Cortisonpräparate.
- Die systemische Therapie bedarf nur relativ niedriger Dosen, etwa nach folgendem Schema:
  Beginn mit 20 mg Prednison pro Tag
  - nach deutlicher Besserung Abbau um je 5mg pro Woche,
  - nur ausnahmsweise muss eine länger dauernde Behandlung durchgeführt werden.

Besonders gefährdete Patienten (z.B. *Bienen- oder Wespenstichallergiker*) sollten die nötigen Medikamente zur sofortigen Selbstbehandlung immer mit sich führen: Adrenalin (als Spritze oder Inhalat), ein Cortisonpräparat (als Spritze oder Tabletten) sowie ein Antihistaminikum.

Bei bekannter Überempfindlichkeit gegenüber *Röntgenkontrastmitteln* soll – sofern die Untersuchung unverzichtbar ist – unmittelbar vor der Untersuchung eine hohe Cortisondosis zusammen mit einem Antihistaminikum in die Vene injiziert werden.

Beim unmittelbar lebensgefährlichen *anaphylaktischen Schock* sind die Corticoide in höchster Dosierung im Rahmen der Intensivtherapie unverzichtbar.

Chronisch-entzündliche Darmkrankheiten

Die *akut-entzündlichen Darmkrankheiten* beruhen überwiegend auf einer Infektion (z. B. Salmonellen oder Ruhr) und werden selbstverständlich nicht mit Cortisonpräparaten behandelt.

Zu den *chronisch-entzündlichen Darmkrankheiten* gehören die Colitis ulcerosa (geschwürige Dickdarmentzündung) und die Crohn-Krankheit. Beides sind chronisch-entzündliche Krankheiten unklarer Ursache. Sie sind durch schubweisen Verlauf gekennzeichnet, gehen mit Schmerzen und Durchfällen einher und können rasch den Allgemeinzustand verschlechtern. Nicht selten sind sie auch mit Gelenkerscheinungen kombiniert. Die Diagnose und speziell die Abgrenzung der beiden Krankheitsbilder kann mittels Darmspiegelung und Gewebeuntersuchung zuverlässig gestellt werden.

Die *Crohn-Krankheit* kann den gesamten Magen-Darm-Trakt befallen, ist aber hauptsächlich im unteren Dünndarm lokalisiert. Bei aktiver Krankheit sind Cortisonpräparate Therapie der Wahl. Die Behandlung wird heute in allen Länder nach einem einheitlichen Schema durchgeführt. Dieses sieht hohe Anfangsdosen vor, die im Laufe von drei Monaten langsam reduziert werden. Nach Überwindung der aktiven Phase sollte eine länger dauernde Behandlung mit dünndarmlöslichen Kapseln eines Präparats mit ausschließlich örtlicher Wirkung durchgeführt werden (siehe S. 25). Es handelt sich dabei um die gleichen Cortisonabwandlungen, wie sie für die inhalative Therapie bei Asthma Verwendung finden. Diese lang dauernde örtliche Therapie, die nahezu risikolos ist, soll dazu dienen, Rückfällen vorzubeugen. Wenn sie nicht ausreicht, muss Prednison in Low-Dose gegeben werden.

Die *Colitis ulcerosa* (geschwürige Dickdarmentzündung) führt meist zu blutigen Durchfällen und ist auf den Dickdarm beschränkt; immer betroffen ist der Enddarm (Rektum).

Während leichte Schübe allein mit Sulfasalazin, das als Basismedikament für diese Krankheit gilt, behandelt werden, erfordern schwere Verläufe eine gleichzeitige orale Cortisontherapie.

Ganz schwere Krankheitsbilder bedürfen einer intravenösen Cortisongabe, zusammen mit kompletter intravenöser Ernährung; diese Behandlung ist selbstverständlich der Klinik zu überlassen.

Ist vorwiegend oder ausschließlich der linksseitige Dickdarm betroffen, kann die Cortisontherapie auch mit Einläufen behandelt werden. Verwendet man die modernen, örtlich wirkenden Präparate (siehe S. 25), ist diese Therapie nahezu risikolos.

Ist die akute Phase der Krankheit abgeklungen, wird die Langzeitbehandlung zur Rückfallprophylaxe mit Sulfasalazin durchgeführt; Corticoide bieten hier keinen Vorteil.

Infektionskrankheiten

Im Verlauf der 50-jährigen Geschichte der Cortisontherapie haben sich die Meinungen über den Einsatz von Cortison bei infektiösen Krankheiten mehrmals geändert. Problematisch ist sie in jedem Fall, da die Corticoide Infektionen fördern (siehe S. 21) und zumindest bei längerer Therapie die Immunabwehr schwächen können.

Da es heute für die meisten Infektionen eine spezifische antibakterielle oder antivirale Therapie gibt, ist die nur unspezifisch entzündungshemmende Cortisontherapie in den Hintergrund getreten.

Nur in ganz bestimmten Situationen ist ein kurzfristiger hoch dosierter Einsatz von *Cortison begründet*, z. B. bei einer hyperergischen (überschießenden) Abwehrreaktion des Patienten, beim infektiös-toxischen Schock (nicht dagegen beim septischen Schock), bei Bedrohung der Atemsituation durch Pneumocystis-carinii-Infektion im Rahmen von Aids, bei schwerer bakterieller Meningitis (Hirnhautentzündung) von Kindern, bei speziellen Tuberkuloseformen und verschiedenen postinfektiösen Komplikationen, wie z. B. den Arthritiden (siehe S. 75f.).

Im Prinzip *verboten ist eine Cortisontherapie* – es gibt aber auch hier Ausnahmen – bei Infektionen mit dem Herpes-Virus, bei Varizellen (Windpocken), akuter und chronischer Virushepatitis, bei systemischen Pilzkrankheiten (Mykosen) und bei durch Parasiten (Schmarotzer) ausgelösten Krankheiten.

Nierenkrankheiten

Die *akute Nierenentzündung* entsteht meist im Anschluss an eine Infektion, am häufigsten durch Streptokokken. Hier steht die antiinfektiöse Therapie im Vordergrund; Corticoide haben keinen Stellenwert.

Bei *chronischen Nierenentzündungen* gibt es sehr unterschiedliche Verlaufsformen, die ganz verschieden behandelt werden müssen. Aus diesem Grunde ist in jedem Fall eine genauere Abklärung durch Nierenbiopsie erforderlich. Erst danach kann ein Therapieplan aufgestellt werden.

Ein Teil dieser chronischen Nierenentzündungen reagiert nicht auf Cortison; andere sind geradezu cortisonpflichtig; schließlich gibt es Krankheitsbilder, bei denen nur die Kombination von Cortison mit Immunsuppressiva erfolgversprechend ist. Die Entscheidung, welche Therapie im Einzelfall durchgeführt werden soll, muss einem Fachmann überlassen werden.

Ein *nephrotisches Syndrom* kann sich aus der Nierenentzündung entwickeln, kommt bei Systemkrankheiten vor, kann die Folge von diabetischen Nierenveränderungen sein und schließlich auch durch verschiedene Arzneimittel ausgelöst werden. Auch hier ist eine Nierenbiopsie zur genauen Abklärung erforderlich.

Die häufigste, meist Kinder und Jugendliche betreffende Form beruht auf einer so genannten Minimal-Change-Nephritis (histologische Diagnose). Diese ist eine Domäne der Cortisontherapie und hat – im Gegensatz zu den meisten anderen chronischen Nierenentzündungen – eine gute Prognose. Für die Durchführung dieser Therapie gibt es heute international anerkannte Schemata.

Blutkrankheiten und Tumoren

Cortison ist ein unverzichtbares Mittel bei den sog. *immunhäma-tologischen Krankheiten,* also bei Thrombopenie (Blutplättchen-mangel) und hämolytischer (durch Zerstörung der roten Blut-körperchen bedingter) Anämie.

Cortison heilt keinen Krebs und keine Blutkrankheit, aber es spielt eine wichtige Rolle in der heute üblichen *Kombinationsthe-rapie,* z. B. bei den verschiedenen lymphatischen Krankheiten, beim Brustkrebs und auch beim Prostatakarzinom. Es hat nicht nur einen zusätzlichen immunsuppressiven Effekt, sondern re-duziert auch die Nebenwirkungen der eigentlichen Zytostatika.

Mindestens ebenso wichtig ist die Tatsache, dass Cortison-präparate, meist in *Kombination mit so genannten Antiemetika* (Me-dikamente, die Übelkeit und Erbrechen verhindern), viele Che-motherapien überhaupt erst möglich machen.

Cortisonpräparate *senken* in entsprechender Dosierung den *Druck im Gehirn.* Sie gehören daher heute zur Routinebehand-lung vor Operationen eines Hirntumors und werden ebenso er-folgreich zur Drucksenkung jenen Patienten gegeben, deren Tumoren nicht operabel sind.

Im Rahmen einer Tumorerkrankung, insbesondere wenn sich Knochenabsiedlungen einstellen, tritt nicht selten ein *Hyper-kalzämiesyndrom* auf (Anstieg des Blutkalziums). Die Symptome sind für den Betroffenen äußerst unangenehm und können das Leben unmittelbar gefährden. Cortisonpräparate erweisen sich in diesen Fällen als wertvolle Hilfe.

Cortison hat keine eigene *Schmerzwirkung,* aber es kann die Schmerzen dann günstig beeinflussen, wenn diese durch eine entzündliche Gewebsreaktion, durch Schwellungen, die auf Nerven drücken, oder durch Kapselspannung infolge Vergröße-rung eines Organs durch den Tumor bedingt sind. In allen die-sen Fällen sind Cortisonpräparate sehr hilfreich.

Schließlich ist es eine der dankbarsten Aufgaben für den Arzt, wenn er einem *Patienten im Endstadium* der Krankheit, bei der eine objektive Änderung des Zustands nicht mehr möglich ist, die Lebensqualität verbessern kann. Cortisonpräparate können

Schluckbeschwerden, Hustenanfälle, allgemeine Schwäche, Appetitlosigkeit, Depression, Tumorfieber, Juckreiz mit relativ niedrigen und damit risikoarmen Dosierungen günstig beeinflussen.

Organtransplantationen

Wenn ein Körperorgan zerstört bzw. funktionsuntüchtig geworden ist, gibt es für den Betroffenen nur die Chance, das Organ eines anderen Menschen zu bekommen. Davon profitieren Nieren- und Herzkranke, aber auch Patienten mit Leber-, Bauchspeicheldrüsen- und Lungenkrankheiten sowie Patienten mit Knochenmarkserkrankungen.

Selbst bei Übereinstimmung der Blut- und Gewebsgruppen sowie der Antigensysteme zwischen Spender und Empfänger besteht immer die Gefahr, dass der Empfängerorganismus das »fremde« Organ abstößt.

Diese immunologisch bedingte Abstoßung lässt sich mithilfe einer so genannten immunsupprimierenden Behandlung vermeiden. Hierfür gibt es verschiedene Behandlungsschemata; in jedem Fall sind Cortisonpräparate dabei.

Sofort nach der Transplantation müssen hohe Dosen der jeweils vorgesehenen Substanzen gegeben werden. Diese werden später zur individuellen Erhaltungsdosis abgebaut, die langfristig vom Patienten eingenommen werden muss. Jeder dieser Patienten sollte mit dem Transplantationszentrum in Kontakt bleiben und die Dosierung nicht selbstständig ändern.

Gibt es trotz konsequenter Therapie eine Abstoßungskrise, so muss sofort eine hoch dosierte intravenöse Cortison-Stoßbehandlung verabreicht werden. Sie lässt in der überwiegenden Mehrzahl der Fälle den Organverlust vermeiden.

Gehirn- und Nervenkrankheiten

Die so genannten Systemkrankheiten (siehe S. 79ff.) und die generalisierten Gefäßentzündungen (siehe S. 81f.) befallen nicht selten – manchmal sogar als erstes Organ – das zentrale Nervensystem. Die Behandlung richtet sich nach der Grundkrankheit; Cortisonpräparate sind immer dabei.

Es gibt aber auch autoimmunologisch bedingte Krankheiten, die nur das Nervensystem befallen. Dazu gehören als wichtigste die Myasthenie und die multiple Sklerose.

Die *Myasthenie* beruht auf einer Auto-Antikörperbildung, die eine Störung der Erregungsüberleitung vom Nerv zum Muskel auslöst. Bei diesen Patienten kommt es zu einer jeweils rasch zunehmenden Muskelermüdung bzw. -schwäche. Neben Medikamenten, die kurzfristig die Nervenleitung verbessern (so genannte Cholinesterasehemmer), müssen langfristig Präparate gegeben werden, die die Immunvorgänge unterdrücken. Zu Beginn dieser Behandlung setzt man Cortisonpräparate ein. Diese können zu einer vorübergehenden Verschlechterung führen, weshalb die Behandlung immer in der Klinik begonnen werden soll.

Die *multiple Sklerose* ist eine so genannte Entmarkungskrankheit des Nervensystems, d. h., es kommt zum Markscheidenzerfall. Ganz unterschiedliche neurologische Störungen oder Ausfälle können die Folge sein. Die Krankheit verläuft meist in Schüben und ist bisher, wie viele andere chronische Krankheiten, noch nicht endgültig heilbar.

Akute Schübe dieser Krankheit reagieren sehr gut auf Cortison, aber eine Langzeittherapie kann das Auftreten weiterer Schübe nicht verhindern. Aus diesem Grunde gibt man heute in akuten Phasen eine auf wenige Tage begrenzte hoch dosierte Stoßtherapie (als intravenöse Infusion). Diese Therapieform erwies sich als äußerst wirksam und nahezu nebenwirkungslos; sie kann unbedenklich mehrmals wiederholt werden.

Zur Langzeittherapie, mit dem Ziel, neue Schübe zu verhindern oder zumindest seltener werden zu lassen, gibt man so genannte Immunsuppressiva.

Es gibt weiterhin einige entzündliche Krankheiten des Nervensystems, deren Ursache ungeklärt ist.

Bei der *akuten Polyneuroradikulitis* (Guillain-Barré-Syndrom) galten Cortisonpräparate lange Zeit als unwirksam. Heute werden sie hoch dosiert in Kombination mit intravenös verabreichten Immunglobulinen gegeben.

Bei der *chronischen Verlaufsform* (wissenschaftliche Bezeichnung: chronisch-rezidivierende demyelinisierende Polyneuritis) hat sich die Cortisontherapie schon lange bewährt. Sie muss allerdings jahrelang durchgeführt werden und wird, um die Dosis möglichst niedrig zu halten, meist mit Immunsuppressiva kombiniert.

Die *Gesichtslähmung* (periphere Fazialisparese, Bell-Phänomen) kann verschiedene Ursachen haben, die vom Facharzt abgeklärt werden müssen. Ist keine Grundkrankheit erkennbar und damit behandlungsfähig, sollten Cortisonpräparate so frühzeitig wie möglich und hoch dosiert eingesetzt werden. Bei inkompletter Lähmung genügt eine Behandlung von 5 Tagen, bei kompletter soll die Therapie auf 2 Wochen ausgedehnt werden.

Trotz der muskelschädigenden Wirkung der Corticoide (siehe S. 21) hat sich herausgestellt, dass die bisher kaum beeinflussbaren *Muskeldystrophien* auf Cortisonpräparate positiv reagieren.

Cortisonpräparate sind heute unverzichtbar zur Behandlung des *Hirnödems.* Die Erhöhung des Drucks im Schädelinneren kann zu ganz verschiedenartigen seelischen und Nervenstörungen führen. Ganz unterschiedliche Ursachen können dahinter stecken, weshalb zunächst eine Abklärung erfolgen muss. Wie bereits im Kapitel »Tumoren« ausgeführt, gehört es heute zur Routine, dass vor Operation einer Geschwulst im Gehirn Cortisonpräparate zur Drucksenkung gegeben werden; ihr Einsatz ist auch gerechtfertigt bei nicht operablen Tumoren.

Auch bei anderen Ursachen eines Hirnödems kann ein vorübergehender Einsatz von Cortisonpräparaten vorteilhaft sein. Verwendet wird bei dieser Indikation vorwiegend das Präparat Dexamethason.

Hautkrankheiten

Die Haut ist das größte Organ des menschlichen Körpers und hat den meisten Kontakt mit der Außenwelt. Neben innerlichen Störungen spielen daher auch von außen kommende Schäden für die Entstehung von Hautkrankheiten eine große Rolle.

Allergische Reaktionen (siehe S. 91f.) spielen sich vielfach auf der Haut ab. Außeneinflüsse sind auch die häufigste Ursache akuter und chronischer Ekzeme. Von besonderer Bedeutung ist das *atopische Ekzem* (Neurodermitis), das mit quälendem Juckreiz einhergeht.

Bei vielen inneren Krankheiten kann die Haut mitreagieren. Das spielt z. B. eine große Rolle bei allen *Systemkrankheiten.*

Schließlich gibt es eine Reihe von primär entzündlichen, nicht durch Erreger ausgelösten schweren Hautkrankheiten, wie z. B. die *Blasen bildenden Dermatosen* und das so genannte endogene Ekzem, das auf einer erblichen Veranlagung beruht.

Bei allen genannten Krankheitsbildern spielen Cortisonpräparate infolge ihrer starken entzündungshemmenden Wirkung eine große Rolle. Dabei darf aber nicht übersehen werden, dass auch die Hautkrankheiten durch Cortison nicht geheilt werden. Deshalb bedarf ihr Einsatz eines wohl überlegten Behandlungsplans.

Die verschiedenen entzündlichen Hautkrankheiten werden je nach ihrer Schwere und ihrer Ausdehnung systemisch (in Form von Injektionen oder Tabletten) oder lokal (verschiedene Zubereitungen zum Auftragen auf die Haut oder auch die Unterspritzung von speziellen Herden) behandelt.

Für die *systemische Behandlung* gelten alle Regeln wie für die Behandlung innerer Krankheiten (siehe S. 24f.).

Für die *lokale Anwendung* gibt es wichtige Richtlinien:

- Die Art der Zubereitung (Salbe, Creme, Gel, Paste, Lotion, Schüttelmixtur, Puder) richtet sich nach dem Zustand der Haut und muss vom Fachmann ausgewählt werden.

- Da durch die Hornschicht nur eine langsame Resorption erfolgt, reicht die einmal tägliche Anwendung.
- Die Behandlung wird meist mit einem stärker wirksamen Präparat begonnen und nach Besserung mit einem schwächeren, und damit auch nebenwirkungsärmeren, fortgesetzt.
- Bei langfristig notwendiger Behandlung empfiehlt sich die Intervalltherapie: Nur jeden zweiten Tag cortisonhaltiges Produkt, an den anderen Tagen so genannte Basiscreme.
- Auch die örtliche Anwendung ist nicht nebenwirkungsfrei. Zwar kommen hormonale Allgemeinschäden bei vernünftiger Anwendung nicht vor; es können sich aber bei langfristiger Anwendung lokale Hautschäden entwickeln: Hautverdünnung, Pigmentverlust, Rötung, Wachstum von Haaren, Sichtbarwerden von Hautgefäßen (Teleangiektasien), Akne.
- Lokale Hautschäden entstehen besonders in der Achselhöhle, Leistenbeuge, im Bereich unterhalb der weiblichen Brust, an Hals, Gesicht und Geschlechtsorganen. An diesen Stellen ist deshalb besondere Vorsicht geboten.
- Auch eine lokale Cortisontherapie sollte deshalb niemals über längere Zeit ohne Überwachung durch einen Fachmann angewandt werden.

Hals-Nasen-Ohren- und Augenkrankheiten

Die Schleimhäute in Mund, Rachen, Nase, Ohren sowie Augen sind häufig von allergischen Krankheiten betroffen (siehe S. 91f.). Wenn eine infektiöse Ursache sicher ausgeschlossen ist, spielt die *lokale Cortisonanwendung* eine entscheidende Rolle.

Es gibt spezielle Zubereitungen für die Nase (Tropfen und Inhalate), den Rachen und Kehlkopf (Inhalate) sowie die Augen (Tropfen, Salben).

Auch diese lokale Therapie ist nicht ohne Risiko, weshalb in jedem Fall eine eingehende fachärztliche Untersuchung vorausgehen soll. Es gibt nämlich eine Reihe von Augenentzündungen, bei denen eine örtliche Cortisonanwendung katastrophale Folgen für das Auge haben kann. Auch unkontrolliert langzeitig angewandte cortisonhaltige Augentropfen oder -salben können zu Schäden am Auge führen: grauer oder grüner Star.

Bei *entzündlichen Krankheiten der verschiedenen Augenabschnitte* werden Cortisonpräparate je nach Situation intravenös, in Tablettenform, als lokale Injektion oder in Tropfen- oder Salbenform lokal verabreicht: Lederhaut (Skleritis), Hornhaut (Keratitis), mittlere Augenhäute (Uveitis, Iridozyklitis) sowie Netzhaut (Retinitis). Da die Optikusneuritis oft ein Vorläufer der multiplen Sklerose ist, wird sie mit hoch dosierter, intravenöser Cortison-Stoßtherapie behandelt.

Akut auftretende Sehstörungen sowie Erblindung sind bei der Riesenzellarteriitis und der *Polymyolgia rheumatica* leider nicht ganz selten. Sie reagieren nur auf Cortison – hier in sehr hoher Dosierung (siehe S. 77 bzw. 81f.).

Bei allergischen bzw. nichtbakteriell bedingten entzündlichen Krankheiten im Bereich der *oberen Luftwege* (Nase, Rachen, Kehlkopf) werden die gleichen Cortisonpräparate wie beim Asthma (siehe S. 83f.) als Spray angewandt. Es gibt spezielle Applikatoren für die Nase.

Schwere *Schwellungszustände in Gesicht und Rachen,* wie sie bei allergischer Ursache, nach Operationen, bei Bienen- oder Wespenstichen in den Mund, aber auch bei manchen Infektionskrankheiten vorkommen und unter Umständen die Atmung bedrohen, erfordern selbstverständlich eine hoch dosierte systemische Anwendung von Cortisonpräparaten.

Der so genannte *Hörsturz,* der grundsätzlich mit Infusionen zur Verbesserung der Mikrozirkulation behandelt wird, reagiert bei manchen Patienten sehr gut auf Cortison. Es scheint sich dabei um die nicht seltenen Fälle zu handeln, denen eine Störung der Immunregulation zugrunde liegt.

Glossar

Erklärung von Begriffen und Fachausdrücken, die mit der Cortisontherapie bzw. mit Krankheiten, bei denen Cortison verabreicht wird, in Zusammenhang stehen

Acetylcholin:
Körpereigene Substanz, die unter anderem für die Erregungsübertragung verantwortlich ist → Myasthenie

Addison-Krankheit:
Lebensbedrohliche Erkrankung infolge Zerstörung der Nebennieren, meist durch einen Autoimmunprozess, aber auch durch Tuberkulose oder Tumor

Adrenal:
Die Nebenniere betreffend

Adrenaler Regelkreis:
Zusammenspiel der Hormonbildung in → Hypothalamus, → Hypophysenvorderlappen und Nebennierenrinde, um die Cortisolbildung dem jeweiligen Bedarf anzupassen

Adrenocorticotropes Hormon (ACTH):
Im → Hypophysenvorderlappen gebildetes Hormon, das die Cortisolbildung in der Nebennierenrinde steuert

Adrenogenitales Syndrom (AGS):
Krankheitsbild, das auf einer Störung der Cortisolsynthese beruht und zu einer vermehrten Bildung von männlichen Keimdrüsenstoffen in der Nebennierenrinde führt

Äquivalenzdosen:
Gleich wirksame Dosen verschiedener Präparate

ANCA (Antineutrophile Cytoplasmatische Antikörper):
Autoantikörper gegen spezielle Strukturen von Blutkörperchen, deren Nachweis für eine Reihe von → Immunvaskulitiden typisch ist.

Antileukotriene:
Medikamente, die die Bildung oder Wirkung der → Leukotriene hemmen. Sie können bei Asthma Cortison-sparend wirken.

Antihistaminika:
Substanzen, die die → Histaminwirkung blockieren und damit antiallergisch wirken

Antirheumatika:
Meist gleichsinnig verwendet wie → NSAR

Arteriitis:
(Mehrzahl: Arteriitiden) Entzündung von Arterien

Atemnotsyndrom der Frühgeborenen:
Infolge noch nicht genügender Bildung von → Surfactantfaktor entsteht bei Frühgeborenen ein bedrohliches Krankheitsbild

Bechterewsche Krankheit:
→ Spondylitis ankylosans

Behçet-Krankheit:
Schweres Krankheitsbild mit Haut- und Schleimhautveränderungen, Augenentzündungen, Befall innerer Organe, des Gehirns und besonders der Gelenke. Kommt fast nur bei Mittelmeeranwohnern vor

Beta$_2$-Sympathikomimetika:
Medikamente, die die Bronchialmuskulatur erschlaffen lassen und somit einen Bronchialkampf aufheben können. Sie wirken schnell, aber nur kurz

Borrelien:
Zu den Spirochäten (korkenzieherförmige Bakterien) gehörige Krankheitserreger, die in Zecken leben und durch Biss auf den Menschen übertragen werden. Sie lösen die → Lyme-Krankheit aus

Chlamydien:
Verschiedene Krankheitserreger, von denen einige sexuell übertragen werden und neben Entzündungen im Harn- und Genitalbereich die → Reiter-Krankheit auslösen

Cholinesterasehemmer:
Durch Hemmung der → Cholinesterase kann die Reizübertragung vom Nerv zum Muskel kurzfristig verbessert werden. Anwendung bei → Myasthenie

Churg-Strauss-Syndrom:
Sonderform der → Panarteriitis nodosa, die mit Asthma einhergeht

Colitis ulcerosa:
Geschwürige Dickdarmentzündung

Corticoide:
Wissenschaftliche Bezeichnung für alle Abwandlungen des Cortisol

Corticoidrezeptoren:
Spezifische Bindungsstellen für alle Cortisonpräparate, die sich in sämtlichen Zellen des Körpers finden.

Corticosteroide:
Physiologische in der Nebennierenrinde gebildete Hormone: Gluko-, Mineralo- und Sexualhormone

Corticotropin-Releasing-Hormon (CRH):
Im → Hypothalamus gebildetes Hormon, das die Bildung von → ACTH im → Hypophysenvorderlappen anregt

Cortisol:
Physiologisches Glukocorticoid. Mittel der Wahl für die Behandlung aller Formen von → Nebennierenrinden-Insuffizienz

Cortison:
Erster in der der Nebennierenrinde gefundener hormonaler Wirkstoff. Cortison ist eine Vorstufe des physiologischen Hormons → Cortisol. Es wird heute für die Behandlung nicht mehr verwendet. Der Name Cortison gilt als Gruppenbegriff für alle Abwandlungen des Cortisol

Crohn-Krankheit:
Chronische oder rezidivierende granulomatöse Darmentzündung, die vorwiegend, aber nicht ausschließlich, den unteren Dünndarm betrifft (wissenschaftliche Bezeichnung: Ileitis terminalis)

Cromoglycinsäure:
Medikament, das die Mastzellen stabilisiert und damit ein Austreten von → Histamin verhindert. Wird zur Asthmaprophylaxe eingesetzt

Cushing-Syndrom:
Krankheitsbild, das einer Überfunktion oder Nebennierenrinde entspricht, wobei die Ursache in einer Überproduktion von Cortisol in der Nebennierenrinde, von → ACTH im → Hypophysenvorderlappen oder in einem Tumor, von → CRH im → Hypothalamus oder auch in der überhöhten Einnahme von Cortisonpräparaten liegen kann

Dermatomyositis:
→ Polymyositis mit gleichzeitig bestehenden typischen Hautveränderungen

Erythema nodosum:
Schmerzhafte, gerötete Knoten, bevorzugt an den Streckseiten der Unterschenkel. Das Syndrom kann im Zusammenhang mit vielen verschiedenen Krankheiten, aber auch als Arzneimittelreaktion auftreten

Genetische Prädisposition:
Erblich bedingte familiäre Veranlagung zu einer Krankheit

Gicht:
Durch Harnsäureablagerungen in Gelenkumgebung ausgelöste Krankheit, die akut (als Gichtanfall) oder chronisch verlaufen kann

Hepatitis:
Leberentzündung, die verschiedene Ursachen und unterschiedliche Verläufe haben kann

Hirnödem:
Je nach Ursache örtliche oder diffuse Schwellung des Gehirns mit der Folge einer Erhöhung des Drucks im Schädelinneren

Histamin:
Im Körper weiterverbreiteter Stoff, der vor allem in Mastzellen gespeichert wird und bei allergischer Reaktion aus diesen befreit wird. Histamin löst die klinischen Erscheinungen der Allergie aus

Hörsturz:
Plötzlich auftretender geringgradiger oder auch totaler Hörverlust

Hyperkortizismus:
Symptome der Nebennierenrindenüberfunktion (ausgelöst durch Cortisontherapie)

Hypocortisolismus:
Verminderte Bildung von Cortisol durch Blockade des → adrenalen Regelkreises infolge Cortisontherapie

Hypothalamus (HT):
Region im Zwischenhirn, in welcher Hormone entstehen, die die Bildung der im → Hypophysenvorderlappen gebildeten Hormone steuern

Hypophysenvorderlappen (HVL):
Vorderlappen der Hirnanhangsdrüse, in dem jene Hormone gebildet werden, die die Funktion der Nebennierenrinden-, Schilddrüsen- und Geschlechtshormone steuern

Immunkompetente Lymphozyten:
Blutkörperchen, die für die zellvermittelte Immunität verantwortlich sind (T-Lymphozyten)

Immunstimulation:
Steigerung von Immunreaktionen

Immunsuppression:
Unterdrückung von Immunreaktionen

Immunvaskulitis:
Durch Immunvorgänge ausgelöste Gefäßentzündung

Kalkgicht:
Gichtähnliches Krankheitsbild, das durch die Ablagerung von → Kalziumpyrophosphatkristallen in Gelenken ausgelöst wird

Kalziumpyrophosphat:
Kalziumsalz, das sich in Knorpel- und Gelenkstrukturen einlagern kann und eine akute → Kalkgicht oder ein chronisches Krankheitsbild (Chondrokalzinose) auslösen kann

Klysma:
Einbringen eines Arzneimittels durch den After in den Darm (Klistier)

Leukotriene:
Körpereigene Entzündungsstoffe, die in der Entstehung des Asthma eine große Rolle spielen

Lipocortine:
Durch Cortisoneinwirkung im Zellkern gebildete Eiweißkörper, die Überträgerstoffe der Cortisonwirkung sind

Löfgren-Syndrom:
Akute Verlaufsform der → Sarkoidose, die mit Fieber, Hautveränderungen (→ Erythema nodosum), Schwellung der Lungen-Lymphdrüsen und akuter Entzündung mehrerer Gelenke einhergeht

Low-Dose-Therapie:
Behandlung mit sehr niedrigen Dosen

Lyme-Krankheit:
Durch Zecken übertragene Infektion mit → Borrelien, die mit Hauterscheinungen, Gelenk- und Muskelschmerzen beginnt, dann zu Nervenstörungen und zuletzt zu Gelenkentzündungen führt

Meningitis:
Hirnhautentzündung

Multiple Sklerose:
Chronisch oder in Schüben verlaufende Nervenkrankheit, die auf Entmarkungsherden im Gehirn oder Rückenmark beruht. Die Krankheit kann vielfältige Funktionsstörungen und Ausfälle hervorrufen

Myasthenie:
Durch abnorme Ermüdbarkeit der Muskulatur charakterisiertes Krankheitsbild. Ursache ist eine Auto-Antikörperbildung gegen das Acetylcholin-Rezeptoreiweiß, wodurch die Reizübertragung vom Nerv zum Muskel erschöpft wird. → Cholinesterasehemmer

Nebennierenrinden-Insuffizienz:
Unterfunktion der Nebennierenrinde

Nephrotisches Syndrom:
Durch Eiweißausscheidung im Urin mit folgender Erniedrigung des Bluteiweißes und dadurch ausgelöster Ödembildung sowie Erhöhung der Fette im Blut charakterisiertes Krankheitsbild. Verschiedene Ursachen sind möglich, am häufigsten eine Nierenentzündung

Nichtsteroidale Antirheumatika (NSAR):
Medikamente, die entzündungshemmend und schmerzstillend wirken, aber aufgrund ihres Wirkungsmechanismus schlecht magenverträglich sind

Opticusneuritis:
Entzündung des Sehnervs, die häufig einer multiplen Sklerose vorausläuft

Osteoporose:
Verminderung der Knochenmasse, -struktur und -funktion, die zu erhöhter Knochenbrüchigkeit führt

Panarteriitis nodosa:
Systemische Gefäßentzündung, die hauptsächlich mittlere und kleine Arterien befällt und sehr unterschiedliche Krankheitssymptome auslösen kann. Die Diagnose kann nur durch eine Gewebsentnahme gesichert werden

Peak-Flow-Meter:
Kleines, handliches Gerät zur Messung des Atemstoßes durch den Patienten selbst

Pharmakodynamik:
Wirkungsprofil eines Arzneimittels

Pharmakokinetik:
Verhalten eines Arzneimittels im Organismus, d. h. Resorption, Verteilung, Umwandlung und Ausscheidung

Pharmakologische Therapie:
Verwendung eines Stoffes als Pharmakon (Arzneimittel)

Pneumocystis-carinii-Infektion:
Infektion mit Pneumocystis carinii führt meist zur Lungenentzündung, befällt bevorzugt immungeschwächte Menschen (z. B. Aids-Kranke). Die Erkrankung ist in diesen Fällen bedrohlich

Polychondritis, rezidivierende:
In Schüben verlaufende Systemkrankheit, die zuerst die Knorpel von Nase und Ohren, später auch der Gelenke befällt, aber auch innere Organe einbeziehen kann

Polymyalgia rheumatica:
Häufiges »rheumatisches« Krankheitsbild bei alten Menschen, das auf einer → Riesenzellarteriitis beruht und deshalb nur mit Cortison behandelt werden kann

Polymyositis:
Diffuse Entzündung der Muskulatur, die zu schweren Störungen der Muskelfunktion führt

Polyneuroradikulitis:
Akut oder chronisch verlaufende entzündliche Nervenerkrankung, die zu Schmerzen, Mißempfindungen, Schwäche und schließlich zu Lähmungen führen kann

Progressive Systemsklerose:
Krankheit, die zur diffusen Verhärtung von Haut und Schleimhäuten führt, aber auch Gelenke und innere Organe befallen kann

Pseudogicht:
Auch Kalkgicht genannt, beruht auf Ablagerung eines Kalksalzes (Kalziumpyrophosphat) im Knorpel und kann akute gichtartige Anfälle auslösen oder langfristig zur Knorpelzerstörung führen (Fachausdruck dafür: Chondrokalzinose)

Psoriasis:
Schuppenflechte

Psoriasis-Arthritis:
Spezielle Form einer chronischen Gelenk- und Wirbelsäulenentzündung in Zusammenhang mit der Schuppenflechte

Raynaud-Phänomen:
Anfallsweise auftretende symmetrische Verkrampfung von Fingergefäßen mit der Folge von »abgestorbenen Fingern«. Häufiges Frühsymptom von Systemkrankheiten

Reitersche Krankheit:
Entweder nach einer bakteriellen Darminfektion oder – viel häufiger – durch eine genitourethrale Infektion mit →

Chlamydien auftretende Krankheit. Diese sexuell übertragene Chlamydieninfektion führt im akuten Stadium zu einer Entzündung der Harnröhre, der Augenbindehaut und einzelner Gelenke. In vielen Fällen kommt es zu einer chronischen Gelenkentzündung mit Wirbelsäulenbeteiligung

Retardform:
Arzneimittelzubereitung, die eine verzögerte Freigabe aus dem Magen-Darm-Kanal und damit eine verlängerte Wirkung verspricht

Riesenzellarteriitis:
Generalisierte Arterienentzündung mit bevorzugtem, aber nicht ausschließlichem Befall der Kopfgefäße. Größtes Risiko: Erblindung. Riesenzellarteriitis ist auch Ursache der → Polymyalgia rheumatica. Die Diagnose kann nur durch Entnahme einer Probe aus der Schläfenarterie gesichert werden: Nachweis von Riesenzellen

Röntgenkontrastmittel:
In die Blutbahn eingebrachte Substanzen, die einen Röntgenschatten von Hohlorganen ergeben, z. B. Blutgefäße, Harnwege, Gallenwege

Sjögren-Syndrom:
Systemkrankheit auf dem Boden eines speziellen Immunprozesses, die mit Versiegen der Tränendrüsen- und Speicheldrüsensekretion beginnt und im weiteren Verlauf innere Organe und Gelenke befallen kann

Sklerodermie:
Auf die Haut beschränkte Form der → progressiven Systemsklerose

Spondylitis ankylosans:
Versteifende Wirbelsäulenentzündung, die aber auch Gelenke und Sehnenansätze befällt

Spondyloarthrophatien:
Krankheitsgruppe, bei der eine chronische Entzündung weniger Gelenke (bevorzugt der unteren Extremitäten) sowie der Kreuzbein-Darmbein-Gelenke besteht. Die Erkrankung ist an ein spezielles erbliches Gen (HLAB-27) gebunden. Zu dieser Gruppe gehören die → Psoriasis-Arthritis, → Reitersche

Krankheit, Arthritis bei → Morbus Crohn und → Colitis ulcerosa und schließlich auch die → Bechterewsche Krankheit

Steroide:
Stoffklasse mit gleichem chemischen Grundgerüst, das in vielen Hormonen und Naturstoffen vorkommt. Der Ausdruck wird gelegentlich für Cortisonpräparate verwendet

Stress:
Belastung des Körpers durch plötzlich von außen kommende Einwirkungen oder massive innere Veränderungen. Auf Stress reagiert der gesunde Organismus mit einer erheblichen Steigerung der Cortisolbildung

Systemischer Lupus erythematodes:
Häufigste Systemkrankheit, die mit Krankheitssymptomen an den verschiedensten Organen einhergehen kann. Gefährlich ist besonders der Befall des Gehirns, der Nieren und des Knochenmarks. Die Diagnose kann mit Hilfe von Blutuntersuchungen sicher gestellt werden

Systemkrankheiten:
Gruppe von diffusen entzündlichen Krankheiten, die auf einer gestörten Immunregulation beruhen. Sie wurden früher Kollagenosen genannt

Substitutionstherapie:
Ersatz einer ungenügenden körpereigenen Hormonbildung durch Zufuhr von außen

Surfactant:
In der Lunge gebildete Substanz, die Voraussetzung für die Atemfunktion ist. Die nicht rechtzeitige Produktion bei Frühgeburten führt zum → Atemnotsyndrom der Frühgeborenen. Ein krankheitsbedingter Verlust des Faktors löst »Schocklunge« aus

Systemische Therapie:
Behandlungsform, bei der das Arzneimittel auf dem Blutweg im ganzen Organismus verteilt wird: durch Tabletten, Säfte, Suppositorien, Injektionen und Infusionen. Gegensatz → topische Therapie

Topische Therapie:
Örtliche Behandlung, d. h. Aufbringen des Arzneimittels auf die erkrankte Stelle bzw. in das erkrankte Organ (z. B. Haut, Atemwege, Darm, Gelenke). Gegensatz → systemische Therapie

Vaskulitis:
(Mehrzahl: Vaskulitiden). Gefäßentzündung/en

Wegenersche Granulomatose:
Generalisierte Entzündung der Gefäße zusammen mit granulomatösen Veränderungen in den Luftwegen. Die Diagnose kann heute durch einen spezifischen Bluttest gesichert werden

Sachverzeichnis

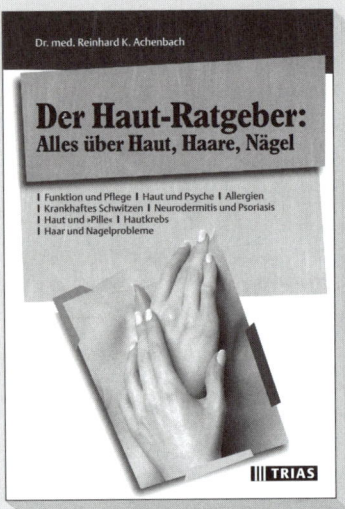
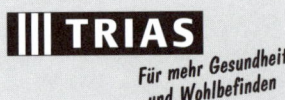

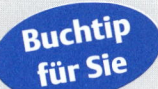
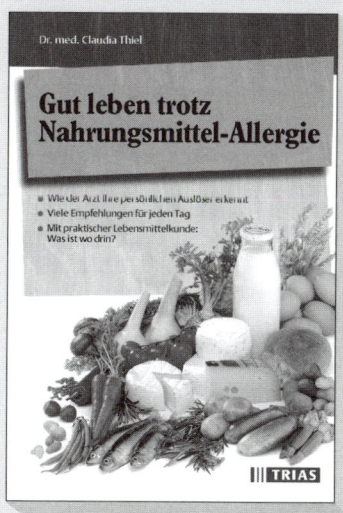
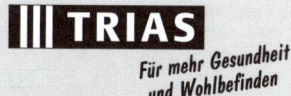